Vorwort

Unser kleines Rezeptbuch soll zeigen, wie schnell und einfach Du Dir Deine eigene Kosmetika herstellen kannst. Hierzu möchten wir Dir vorweg wichtige Dinge verraten und sagen:

Die Haltbarkeit

Bitte bedenke, dass die Kosmetika ohne Konservierungsstoffe erstellt wurde und daher nur eine gewisse Zeit haltbar ist! Wir verwenden keine Chemie, sondern natürliche Materialien. Wer möchte, kann Konservierungsstoffe hinzufügen, welches allerdings nicht Not tut. Richtwert bei Produkten mit Milch ist etwa eine Woche bei normaler Lagerung. Solltest Du diese in den Kühlschrank stellen, dann verlängert sich die Haltbarkeit ungefähr auf zwei Wochen. Alle anderen Kosmetika sind circa zwei bis drei Wochen haltbar bei einer normalen Lagerung. Solltest Du Ware einkaufen, beachte hier ebenfalls nochmal das Haltbarkeitsdatum der jeweiligen Produkte. Weitere Infos findest Du auf unserer Webseite sparen4u.de

Duftstoffe vorher testen

Des Weiteren lohnt es sich immer, erst kleine Portionen zu erstellen und gerade beim Verwenden mit Duftölen auf Hautreaktionen sowie auf den Geruchssinn zu achten. Bitte nur 100% ätherische Öle verwenden, da synthetische Duftöle zu starken Hautreizungen führen können. Bei Produkten mit Kokosnuss beispielsweise können sich die Gerüche vermischen und nicht mehr gut riechen. Darum versuch es vorher auf einem kleinen Löffel oder ähnlichem, wie sich die Duftmischung verhält.

Nicht alles kommt aus dem Garten

Obwohl wir uns echt Mühegegeben haben, Rezepte zu nutzen, die nur aus dem Kühlschrank oder Garten kommen, müssen wir gerade bei Cremes auch auf Zusätze zurückgreifen. Natürlich sind dies auch biologische Mittel und sind vorwiegend Sheabutter und Kokosöl, welche du mittlerweile in jedem Supermarkt und Reformhaus bekommst.

E5 - Auch hier haben wir ab und zu darauf zugegriffen, um einfach deine Naturkosmetik haltbarer zu machen.

<u>Die Mengenangaben</u>

Dir wird mit Sicherheit auffallen, dass wir oft mit Löffel anstatt mit Gramm unsere Angaben machen. Dies ist beabsichtigt, denn du wirst selbst feststellen, dass es nicht immer genau hinkommt, wie die Angaben sind. Es liegt an den Rohstoffen, die du verwendest. Es ist auch ein wenig die Disziplin und die Lust am Forschen bei eigens hergestellter Naturkosmetik notwendig.

<u>Flüssigseife kannst du selbst herstellen</u>

Wir haben hierfür kein Extra-Rezept angelegt, aber möchten dir sagen, dass du deine Flüssigseife entweder mit manchen Rezepten aus dem Internet herstellen kannst, oder einfach Kernseife in Tee oder Wasser auflöst und es wieder abkühlen lässt. Hier heißt es auch etwas experimentieren, da jede Kernseife eine andere Konsistenz hat und jeder Tee auch anders mit Kernseife reagiert. Meist reicht ein Teelöffel

Kernseife aus. Du kannst sie mit jeder Teesorte herstellen – Grüntee, Schwarztee und auch Kräutertees.

<u>Nicht aufgeben</u>

Die ersten Versuche werden vielleicht nicht immer das perfekte Ergebnis bringen, aber lass Dich nicht entmutigen. Es ist wie mit dem Stricken, Sporttreiben oder Autofahren – Übung macht den Meister!

Jetzt wünschen wir Dir viel Spaß beim Lesen und ausprobieren! Wenn Du mal nicht weiterkommst, dann schreib uns einfach oder hinterlasse ein Kommentar auf unserer Webseite. Auch dort findest Du die Rezepte aus unserem Kochbuch.

Dein Team von Sparen4u

Inhaltsverzeichnis

Gesichtsmasken

Hautpflegetrends können kommen und gehen, aber Gesichtsmasken sind seit geraumer Zeit ein Favorit. Schließlich, was gibt es da nicht zu lieben, wenn man sich den Weg zu einer besseren Haut verwöhnen lässt?

Ganz zu schweigen davon, dass ein professionelles Spa-Erlebnis in unserem eigenen Zuhause auch nicht so schlecht ist.

Ob es sich nun um gestresste Haut oder lästige Ausbrüche handelt, Gesichtsmasken sind zu einer unverzichtbaren Ressource geworden, um die schlimmsten Probleme unserer Hautpflege zu lösen.

Mit einer Vielzahl von Gesichtsmasken sind wir in der Lage, die Typen sorgfältig auszuwählen, die auf unsere spezifischen Bedürfnisse zugeschnitten sind.

Beim Stöbern im Hautpflegebereich oder beim Nachlesen von Empfehlungen haben Sie vielleicht einen besonderen Beliebtheitsschub bei Peel-Off-Masken festgestellt!

Es ist an der Zeit, die Gesichtsmaske freundlich zu gestalten!

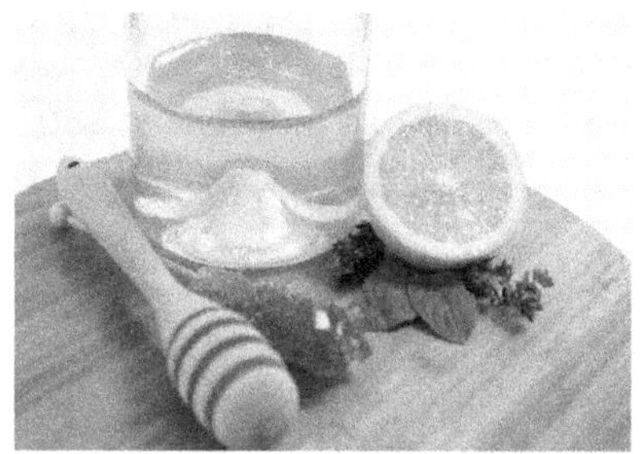

Honigmaske gegen Akne

Schwierigkeit:

Leicht

Zutaten:

3 Teelöffel Honig

1/2 Teelöffel Zimt

Zubereitung und Anwendung:

Mische Honig und Zimt zusammen und tragen auf dein Gesicht auf. Lasse die Maske 10-30 Minuten einwirken. Die antibakteriellen Eigenschaften von Honig und Zimt machen diese Honigmaske zur perfekten Haut, die zu Akne neigt.

Hast du empfindliche Haut?

Zimt kann gelegentlich irritierend wirken, wenn deine Haut sehr empfindlich ist. Daher solltest du zuerst einen Test am Handrücken durchführen.

Da Zimt so stark ist, empfehlen wir, diese Honigmaske höchstens einmal pro Woche zu verwenden. Du kannst eine der anderen, sanfteren Honigmasken an anderen Tagen verwenden, wenn du möchtest.

Honigmaske für trockene Haut

Schwierigkeit:

Leicht

Zutaten:

1 Teelöffel gestampfte Avocado

1 Teelöffel Vollmilchjoghurt

1 Teelöffel Honig

Zubereitung und Anwendung:

Zutaten in einer kleinen Schüssel mischen.

Verteile die Mischung auf deinem Gesicht und lasse sie 20-30 Minuten einwirken,

bevor du sie abwäschst.

Die Fette in Avocado und Vollmilchjoghurt befeuchten die Haut tief, während die Milchsäure im Joghurt die Haut glättet, die Poren verfeinert und die Kollagenproduktion anregt.

Diese Maske ist reich an B-Vitaminen, Vitamin E, Vitamin A, Vitamin D, Kalzium, Zink, Kupfer,

Mangan und Magnesium. Es ist im Grunde
Nahrung für dein Gesicht!

Du kannst diese feuchtigkeitsspendende
Maske mehrmals pro Woche verwenden, wenn
du möchtest. Es ist sehr sanft zur Haut.

Honigmaske für Narben und dunkle Flecken

Schwierigkeit:

Leicht

Zutaten:

2 Teelöffel Honig

1/2 Teelöffel Zitronensaft

Zubereitung und Anwendung:

Kombiniere Zitronensaft und Honig und trage die Mischung auf dein Gesicht auf. Lasse es 20-30 Minuten einwirken. Zitronensaft reinigt deine Haut, hellt dunkle Flecken auf und verblasst Narben.

Wie lange dauert es, einen Unterschied zu bemerken?

Deine Haut fühlt sich sofort glatt und weich an, es kann jedoch einige Anwendungen erfordern, um einen echten Unterschied bei Narben und Flecken zu erkennen. Über mehrere Wochen und Monate kannst du einen bemerkenswerten Unterschied im Aussehen deiner Haut feststellen.

Zitronensaft ist eine stärkere Zutat. Abhängig von deiner Haut solltest du die Häufigkeit der Anwendung dieser Maske auf 1-2 Mal pro Woche begrenzen.

Honigmaske für empfindliche Haut

Schwierigkeit:

Leicht

Zutaten:

2 Teelöffel Honig

1 Teelöffel Aloe Vera Gel

Zubereitung:

Rühre die Aloe und den Honig zusammen und trage die Creme auf dein Gesicht auf.

Lasse es für 10-20 Minuten einwirken.

Warum Aloe?

Aloe beruhigt Entzündungen und beruhigt Ihre Haut, ideal für Menschen mit empfindlicher, gereizter Haut. Es ist bekannt für seine Sonnenbrand-beruhigenden Vorteile, aber Aloe Vera kann auch bei Hautausschlag, Blasen, trockener Haut, Ekzemen, kleineren Verbrennungen und Kratzern helfen. Es wird sogar behauptet, die Heilung zu beschleunigen und Narbenbildung zu verhindern.

Diese Maske kann jeden Tag sicher verwendet werden.

Kurkumamaske für Akne und empfindliche Haut

Schwierigkeit:
Leicht
Zutaten:
1 TL Kurkuma

1 TL Honig

1 TL Milch

Zubereitung und Anwendung:
Kurkuma und Honig in eine Schüssel geben und mischen, bis der Kurkuma vollständig in eine Paste eingearbeitet ist

Füge langsam Milch hinzu, um die gewünschte Konsistenz zu erreichen.

Entferne alle Make-up-Rückstände und wasche dein Gesicht mit warmem Wasser.

Trage die Maske auf dein Gesicht auf und lasse sie nicht länger als 20 Minuten einwirken.

Wasche die Maske mit warmem Wasser ab.

Wiederhole dies täglich, bis du eine Verbesserung deiner Haut feststellst.

Vorsichtsmaßnahmen

Obwohl eine Kurkuma-Gesichtsmaske natürlich ist, solltest du vor dem Gebrauch einige Punkte beachten. Manche Menschen haben eine Hautempfindlichkeit gegenüber Kurkuma, die zu Hautausschlägen und Irritationen führen kann. Führe immer einen Test auf einer kleinen Hautfläche durch, bevor du die Maske komplett auf dein gesamtes Gesicht aufträgst.

Kaffeemaske mit Honig für

Schwierigkeit:
Leicht
Zutaten:
1 EL Kaffeepulver

1 EL Honig

Zubereitung:
Mische die Zutaten: gut in einer Schüssel, um eine feine Paste herzustellen.

Trage diese Packung nun auf das Gesicht auf und verteile es auf der Haut.

In kreisenden Bewegungen sanft einmassieren.

Lasse es für 20 Minuten auf der Haut einwirken und spüle es dann mit lauwarmem Wasser ab.

Vorteil: Diese leckere Kombination kann zu erstaunlichen Ergebnissen führen. Die antioxidative Formel des Kaffees und die feuchtigkeitsspendende Funktion des Honigs versorgen dich mit einer strahlenden und feuchtigkeits-ausgeglichenen Haut.

Diese Maske kann jeden Tag sicher verwendet werden.

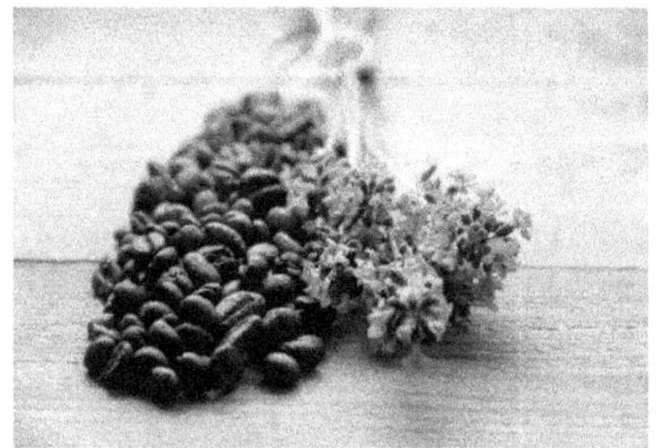

Kaffee-Olivenöl-Gesichtsmaske

Schwierigkeit:

Leicht

Zutaten:

1 EL Kaffeepulver

1 EL Olivenöl

Zubereitung:

Beide Zutaten: in eine Schüssel geben und gut mischen.

Trage diese Mischung auf Gesicht und Hals auf.

Lasse es nicht auf der Haut trocknen.

Wasche es nach 3 Minuten ab und beobachte den Unterschied.

Vorteil: Diese Gesichtspackung ist ein Segen für meine Kumpel mit trockener Haut, da Olivenöl die Fähigkeit hat, die Haut mit seiner reichhaltigen Vitaminquelle zu befeuchten.

Kaffee- und Kakao-Gesichtsmaske

Schwierigkeit:

Leicht

Zutaten:

2 TL gemahlener Kaffee

2 EL Kakaopulver

Je nach Festigkeit Milch

Zubereitung und Anwendung:

Du solltest dieses leckere Gesichtspaket unbedingt ausprobieren. Beide Inhaltsstoffe sind reich an Antioxidantien und können Hautschäden leicht reparieren.

Nehme Kaffeepulver und Kakaopulver in gleichen Mengen.

Mische es gut mit Milch, um eine glatte Paste herzustellen.

Trage diese Paste auf den Hals und Gesicht und auf warte 30 Minuten und spüle es mit klarem Wasser ab.

Vorteil: Das Aroma beruhigt Ihre Sinne und die Packung wird die Haut gründlich abblättern, die

Poren straffen und die Haut mit Feuchtigkeit versorgen.

Kaffee- und Zitronengesichtsmaske

Schwierigkeit:
Leicht
Zutaten:
1 EL Kaffeepulver

Zitronensaft

Zubereitung:
Dieses Gesichtspaket eignet sich am besten für Personen mit fettiger Haut.

Nimm das Kaffeepulver und mische es mit Zitronensaftextrakt in einer Schüssel

Gut mischen, damit sich eine feine Paste zu bilden kann.

Trage diese Paste auf Gesicht und Hals auf.

Spüle es nach 30 Minuten ab.

Vorteil: Zitrone ist reich an Vitamin C, so dass sie durch die Poren der Haut geht und den Schmutz auf der Haut entfernt.

Banane-Avocado-Kiwi-Gewichtsmaske

Schwierigkeit:

Leicht

Zutaten:

1/8 Tasse (oder 2 Esslöffel) Buttermilch

1/2 Avocado

1/4 Banane

1/2 Kiwi

Zubereitung:

Alle Zutaten: in der angegebenen Reihenfolge in den Mixer geben und den Deckel sichern.

Auf niedriger Stufe mischen, bis es glatt ist.

Auf die Haut auftragen.

20 Minuten auf der Haut einwirken lassen und dann mit warmem Wasser abwaschen.

Joghurt-Honig-Maske

Schwierigkeit:
Leicht
Zutaten:
¼ Tasse normaler Joghurt

½ TL Zimt

2 TL roher Honig

Zubereitung:
Alle Zutaten: gut in einer kleinen Schüssel mischen.

In eine dicke Schicht in die Haut einmassieren und 10 bis 15 Minuten einwirken lassen.

Wenn es fest wird, mit einem feuchten Tuch abklopfen.

Wenn du fertig bist, wende eine Feuchtigkeitscreme an.

Vorteile: Joghurt enthält Milchsäure, die helfen kann, abgestorbene Haut und Ablagerungen, die sich in den Poren ansammeln, aufzulösen und die Poren schrumpfen zu lassen, damit die Haut gesünder und jünger aussieht. Milchsäure kann raue oder trockene Haut glätten und kann sogar dazu beitragen, feine Linien und Falten zu reduzieren. Allerdings hört Joghurt nicht dort auf. Joghurt hat auch antibakterielle Eigenschaften und ist reich an Zink. Beide Eigenschaften können dazu beitragen, Ausbrüche zu vermeiden und zu beseitigen.

Kürbis-Gesichtsmaske

Schwierigkeit:

Leicht

Zutaten:

1 Esslöffel gekochter Kürbis

1 Teelöffel Honig

optional: 1 Teelöffel Vitamin E

Zubereitung:

Alle Zutaten: miteinander vermischen und auf die Haut auftragen.

15 Minuten einwirken lassen.

Mit kaltem Wasser und Reinigungsmittel abspülen.

Vorteile: Kürbis enthält Enzyme, die trockene Hautzellen auflösen. Es enthält Vitamin A, Alpha- und Beta-Carotine, die Vitamine C, K und E sowie Mineralien wie Magnesium, Kalium und Eisen. Wie Sie sehen können, ist es voller Güte. Kürbis ist ideal für Akne Haut. Kürbisse enthalten Zink. Es bekämpft Entzündungen, reduziert die Porengröße, wirkt gegen übermäßiges Öl und verhindert das Auftreten von Pickeln, Mitessern und Hautunreinheiten.

Blaubeeren-Gesichtsmaske (Anti-Aging)

Schwierigkeit:
Leicht

Zutaten:

½ EL Bio-Blaubeeren

1 kernlose Weintraube

½ TL Zitronensaft

½ EL Manuka Honig

1 EL Aloe Vera Gel

Zubereitung:
Sei gewarnt, dass Blaubeeren Kleidung beflecken können. Trage also kein Lieblingshemd.

Die Blaubeeren, Weintraube und Zitronensaft in einem Mixer pürieren, bis sich eine dicke, breiige Flüssigkeit bildet (es ist in Ordnung, wenn die Fruchthaut etwas klumpig ist).

In einer kleinen Rührschüssel die Heidelbeer- und Traubenzitronensaftmischung, flüssigen

Manuka und Aloe Vera-Gel mischen. Mische es gut miteinander.

Auf Gesicht und Hals auftragen. 5 bis 10 Minuten einwirken lassen und mit warmem Wasser und Waschlappen abspülen.

Ich empfehle diese Maske einmal bis zweimal pro Woche anwenden.

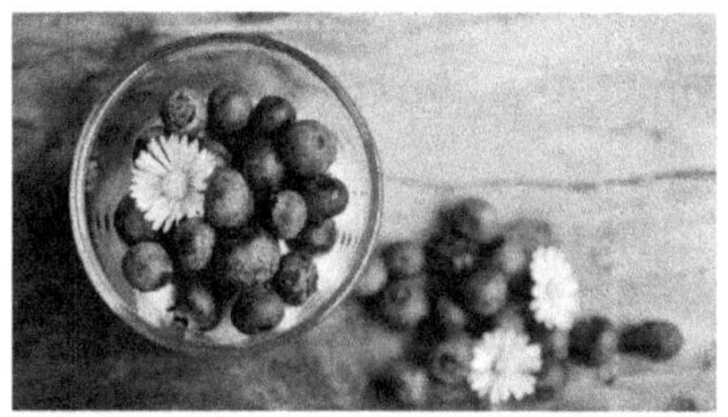

Hafermehl-Gesichtsmaske mit beruhigender Wirkung

Schwierigkeit:
Leicht
Zutaten:
3 TL Haferflocken

2-3 TL starker grüner Tee

1 TL Honig (für Veganer Avocado zerdrücken oder Pflanzenjoghurt verwenden)

2-3 Tropfen Teebaumöl oder ätherisches Öl Ihrer Wahl

Zubereitung:
Mahle die Haferflocken (Dies ist wichtig, da die Haferflocken möglichst saugfähig sein sollen.)
Mische diese mit dem warmen Tee.
Füge den Honig hinzu und püriere die Zutaten, bis sie klebrig sind
Füge das ätherische Öl hinzu und rühre um.
Trage in einer gleichmäßigen Schicht auf die frisch gereinigte Haut auf
lasse die Haferflockenmaske für 20 min. oder bis es antrocknet auf der Haut.

Mit warmem Wasser abspülen.

Trocken tupfen und falls gewünscht Öle oder natürliche Feuchtigkeitscreme auftragen.

Vorteile: Da Hafermehl sowohl entzündungshemmende als auch antioxidative Eigenschaften enthält, hilft die Verwendung einer Hafermehl-Gesichtsmaske, Irritationen und Rötungen zu reduzieren und entzündliche, empfindliche Akneausbrüche zu beruhigen.

Avocado-Gesichtsmaske

Schwierigkeit:

Leicht

Zutaten:

1/2 Avocado

1/2 Zitrone (Saft)

1 EL. Kokosnussöl

2 Tropfen ätherisches Zitronenöl

Zubereitung:

Avocado glatt rühren. Füge die restlichen Zutaten: hinzu, bis es zu einer Masse geworden ist.

Verbreite eine dünne Schicht auf deinem (nicht geschminkten), sauberen Gesicht und lassen einwirken, bis es trocknet, etwa 15-20 Minuten. Entferne sie, indem einen warmen Waschlappen über dein Gesicht legst und du es langsam mit dem Waschlappen abnehmen kannst.

Spüle dein Gesicht vollständig ab, sodass keine Rückstände hinterlassen werden.

Hinweis: Wen du ätherische Zitrusöle auf der Haut verwendest, solltest du die Sonne für 24 Stunden meiden.

Gesichtswasser

Jeder liebt einen guten Gesichtsnebel, besonders in der schwül-sommerlichen Hitze. Sie sind erfrischend, beruhigend und bieten der Haut Vorteile und verleihen ihr ein taufrisches Aussehen. Allerdings weigere ich mich persönlich, mein hart verdientes Geld auf teure Gesichtswasser zu setzen, wenn ich genauso leicht mein eigenes machen kann.

Neben dem Aspekt der Kosteneinsparung habe ich gerne die volle Kontrolle über das, was ich auf meine empfindliche Haut auftrage - denn einige Gesichtswasser haben synthetische Düfte, Alkohol oder andere Inhaltsstoffe, die Trockenheit und Reizungen verursachen können. Wenn du es selbst machst, sind die Möglichkeiten für Inhaltsstoffe endlos: ätherische Öle, Aloe Vera, Rosenwasser, Kokoswasser, Hamamelis, Pflanzenextrakte, grüner Tee, Vitamin C, Vitamin E, Hyaluronsäure - die Liste geht weiter.

Verbringe also einen faulen Samstag damit, Mixologe zu spielen.

Apfelessig-Gesichtswasser (Toner)

Schwierigkeit:

Leicht

Zutaten:

¼ Tasse reiner Apfelessig

destilliertes Wasser

oder Hydrosol laut Angaben zum Mischungsverhältnis

Zubereitung:

1: 4-Verhältnis - Empfohlen für empfindliche Haut oder wenn du gerade erst Toner verwendest: 1 Teil Apfelessig zu 4 Teilen destilliertem Wasser oder Hydrosol geben.

1: 3-Verhältnis - 1 Teil Apfelessig zu 3 Teilen destilliertem Wasser oder Hydrosol geben.

1: 2-Verhältnis - 1 Teil Apfelessig zu 2 Teilen destilliertem Wasser oder Hydrosol geben.

1: 1-Verhältnis - Wenn du ätherische Öle hinzufügst, verwende diese Verdünnung und füge maximal 3 Tropfen ätherisches Lavendelöl oder ätherisches Teebaumöl hinzu. Mische die ätherischen Öle zuerst mit dem Essig, füge dann Wasser / Hydrosol hinzu und schüttele es vor Gebrauch. Wenn du beispielsweise 1/2 Tasse Toner herstellst, mischen bis zu 24 Tropfen ätherisches Öl in 1/4 Tasse Essig. Füge dann 1/4 Tasse Wasser oder Hydrosol hinzu und schüttele es gut.

Mit einem Wattepad oder einem sauberen Tuch auf die Haut auftragen. Manche Leute bevorzugen es, es in eine kleine Sprühflasche zu gießen und darauf aufzuspritzen - das funktioniert auch! Lasse den Apfelessig-Toner trocknen, und trage anschließend eine Feuchtigkeitscreme auf.

Gesichtswasser (Toner) bei Akne/trockene Haut

Schwierigkeit:

Leicht

Zutaten:

3/4 Tasse starker grüner Tee

1/4 Tasse reiner Apfelessig

Zubereitung:

Grüner Tee hat starke entzündungshemmende und antioxidative Eigenschaften, die Hautschäden reparieren und Rötungen reduzieren.

Gieße einfach den grünen Tee und Apfelessig in ein Glas oder eine Sprühflasche.

Verwende einen Wattebausch, um den selbst hergestellten Toner nach der Reinigung oder beliebig oft aufzutragen.

Trage deine Feuchtigkeitscreme wie gewohnt auf.

Bewahre diesen Toner im Kühlschrank auf, wo er etwa zwei Wochen haltbar ist.

Während diese zwei Zutaten: alleine ausreichen, um einen spektakulären hausgemachten Toner herzustellen, kannst du auch 2-3 Tropfen ätherischen Öle hinzufügen. Versuche Folgendes, um die Wirksamkeit des Toners für fettige Haut zu verbessern:

- Orange ätherisches Öl (reinigt und strafft die Haut).

- Lavendelöl (unglaublich bei der Beruhigung der Haut).

- Ätherisches Zitronenöl (Aufhellung und Tonisierung).

Gesichtswasser (Toner) mit Calendula (entzündungshemmend)

Schwierigkeit:

Leicht

Zutaten:

180 ml destilliertes Wasser

1/4 Tasse getrocknete Bio-Ringelblumenblüten

1 EL Bio-Aloe-Saft

Zubereitung:

Mache zuerst einen Kräutertee mit destilliertem Wasser und 1/4 Tasse getrocknete Ringelblumenblüten.

Lasse den Tee 20 Minuten ziehen, bevor du die Kräuter abseihen und kompostierst.

Als nächstes füge 1 Teelöffel Aloe-Saft zum Tee hinzu.

Zum Schluss fülle es in die Flasche. Vor dem Gebrauch schütteln.

- Dieser Toner wirkt nicht nur feuchtigkeitsspendend für die Haut, sondern wirkt leicht adstringierend und entzündungshemmend. Dank der Ringelblume wird die Hautheilung gefördert.

- Es kann für alle Hauttypen verwendet werden, außer für solche mit sehr trockener Haut
- Schonend genug, um täglich verwendet zu werden.

Tägliche Anwendung

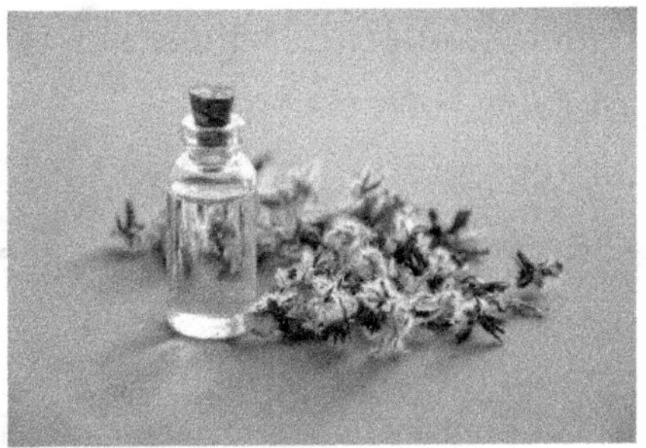

Peeling für Gesicht und Haut

Gesichtspeeling mit Erdbeeren (jeder Hauttyp)

Schwierigkeit:

Leicht

Zutaten:

Frische Erdbeeren

¼ Tasse Zucker

1 EL Kokosnussöl

Zubereitung:

Nimm dir eine kleine Rührschüssel und gieße den Zucker und das Kokosöl (erwärmt) hinein und mische alles zusammen.

Stelle sicher, dass das Zucker- und Kokosöl gut miteinander vermengt sind.

Schneide deine frischen Erdbeeren in winzige Stücke und gebe sie in deine Zuckermischung.

Mit einem Löffel zerkleinerst du die Erdbeeren und mischst alles zusammen.

Wenn es fertig ist, befeuchte dein Gesicht und gib eine gute Portion auf Haut und Hals-Partie. Lasse es einigen Minuten einwirken und spüle es mit lauwarmem Wasser ab.

- Das Peeling hilft dabei, abgestorbene Hautzellen zu entfernen, so dass sich deine Haut toll anfühlt!
- Es ist auch für alle Hauttypen geeignet. Egal ob deine Haut fettig oder trocken ist.
- **Da es sich um Erdbeeren handelt, raten wir die Menge für eine einmalige Anwendung zuzubereiten.**

Gesichtspeeling gegen Akne

Schwierigkeit:

Leicht

Zutaten:

1/2 Tasse Kokosöl

1/2 Tasse Backpulver

20 - 30 Tropfen ätherisches Öl (Teebaum)

Zubereitung:

Zutaten: zu einer Paste mischen.

In einem Glas aufbewahren.

Verwende es jeden Abend, um Make-up zu entfernen und deine Haut zu reinigen.

Nehme einfach einen Teelöffel deines hausgemachten Gesichtspeeling mit sauberen Fingern heraus und massiere es auf dein Gesicht.

Mit warmem Wasser abspülen.

- **Wenn du empfindliche Haut hast und dein Gesicht nach dem Waschen rot ist, füge einfach 1/4 TL Oliven- oder Jojobaöl hinzu und das wird sich darum kümmern! Genial!**

Gesichtspeeling Honig-Zimt (auch gegen Sonnenbrand)

Schwierigkeit:

Leicht

Zutaten:

1/2 Tasse Honig

1/4 Tasse Backpulver

2 Teelöffel Zimt

5 Tropfen Teebaumöl

Zubereitung:

Mische den Honig, das Backpulver und den Zimt, bis eine dicke Paste entsteht.

Füge das ätherische Öl hinzu und mische es gut.

In einem Behälter mit dichtem Deckel kann man es bis zu einer Woche aufbewahren.

Benetze dein Gewicht mit warmem Wasser und trage das Peeling in kleinen Kreisen auf das Gesicht auf. Mit lauwarmem Wasser abwaschen und fertig.

- **Honig:** Natürlich antibakteriell, gut für Akne, natürliches Feuchthaltemittel.
- **Backpulver**: Sanftes, natürliches Peeling.

- **Zimt**: Natürliche Akne Behandlung, antiseptisch, reinigt die Poren, regt die Blutgefäße auf der Hautoberfläche an.

Gesichtscreme mit Honig, Mandel und Kokosnuss

Schwierigkeit:

Mittel

Zutaten:

6 Esslöffel süßes Mandelöl

2 Esslöffel Bienenwachs

1/2 Esslöffel roher Honig

2 Esslöffel Hagebutten Kernöl

optional: ca. 3 Tropfen ätherisches Lavendelöl

Zubereitung:

Kombiniere das Bienenwachs und das Mandelöl in einem hitzefesten Glas.

Stelle das Gefäß in einen kleinen Topf mit ein paar Zentimeter Wasser, um einen provisorischen Doppelkocher zu bilden. Du darfst niemals Bienenwachs in einem Behälter bei direkter Hitze schmelzen, da es auf diese Weise entflammbar sein kann.

Sobald das Bienenwachs geschmolzen ist, vom Herd nehmen und kurz abkühlen lassen. Füge den Honig hinzu und rühre eine Minute lang um. Wenn du Honig zu einem ansonsten auf Öl basierenden Rezept hinzufügst, ist viel Rühren erforderlich, damit er nicht aus dem fertigen Produkt austritt.

Als nächstes das Hagebutten Kernöl hinzufügen. Dies sollte zuletzt hinzugefügt werden, da es ein empfindliches Öl ist, das im Kühlschrank aufbewahrt werden sollte, und wir möchten es nicht überhitzen. Du kannst zu diesem Zeitpunkt auch ätherisches Lavendelöl hinzufügen, wenn du möchtest.

Rühre noch einmal gründlich und lass die Mischung stehen, bis sie etwas dicker wird. Dann rührst du noch mehr! Die Mischung wird cremig und undurchsichtig. Löffel es in ein Glas. Verschließen und an einem kühlen, trockenen Ort aufbewahren.

- Die Haltbarkeit beträgt ungefähr 3 Monate.
- Achte darauf, dass es während der Anwendung: nicht in deine Augen gelangt.

Gesichtscreme mit Sheabutter

Schwierigkeit:

Leicht

Zutaten:

1/4 Tasse Kakaobutter

1/3 Tasse Sheabutter

1 Esslöffel. Bienenwachs

1 Esslöffel. Öl

3 EL. Milch (ersatzweise Sojamilch)

Zubereitung:

Erhitze 1/4 Tasse Wasser im Wasserbad und lasse es leicht kochen. Kombiniere die oben aufgeführten Zutaten. Das Rezept erfordert 3 EL. aus Öl. Du kannst ein Öl alleine verwenden oder mehrere verschiedene Öle kombinieren, um eine maximale Wirkung zu erzielen. Zu den Öloptionen zählen Mandel-, Kokos-, Oliven-, Sonnenblumen- und Jojobaöle. Wähle eine Tiermilch wie Kuh-, Ziegen- oder Schafsmilch oder verwende eine Pflanzen- oder Nussmilch wie Kokosnuss- oder Mandelmilch.

Die Zutaten: langsam im Wasserbad schmelzen, häufig mit einem Löffel umrühren, bis sie vollständig geschmolzen sind.

Lasse die Lotion einige Minuten abkühlen, bevor du bis zu 10 Tropfen deines bevorzugten ätherischen Öls oder Lieblingsöle hinzufügst. Dies ist ein optionaler Schritt, um die Creme besser riechen zu lassen und der Mischung zusätzliche Eigenschaften hinzuzufügen.

Die Lotion in ein Glas- oder Plastikglas füllen und vor dem Gebrauch vollständig abkühlen lassen.

- Die Haltbarkeit beträgt ungefähr 2 Wochen.
- Achte darauf, dass es während der Anwendung nicht in deine Augen gelangt.

Anti-Aging-Gesichtscreme mit Sheabutter Grundrezept

Schwierigkeit:

Leicht

Zutaten:

¼ Tasse Mandelöl

2 Esslöffel Kokosöl

2 Esslöffel Bienenwachs

½ Teelöffel Vitamin E Öl

1 Esslöffel Sheabutter

Anwendung:

Tägliche Anwendung:

Zubereitung:

Alle Zutaten: in einen kochfesten Behälter geben. Bringe einen Topf, der etwa 3-4 cm voll mit Wasser gefüllt ist, fast zum Kochen.

Den kochfesten Behälter ohne Deckel in den Topf stellen und dort stehen lassen, bis die Zutaten: geschmolzen sind. Gelegentlich umrühren.

Sobald die Mischung geschmolzen ist und alles gleichmäßig kombiniert ist, gieße die flüssige Creme in ein kleines Glas. Bei Raumtemperatur ruhen lassen, bis die Creme aushärtet, den Deckel des Glases schließen und an einem kühlen Ort aufbewahren.

Morgens und abends nach dem Waschen auftragen.

- Mandelöl ist ein Weichmacher, d.h. es macht die Haut weicher. Es wurde in der Vergangenheit zur Behandlung von Psoriasis, Ekzemen und Narben eingesetzt. Es beruhigt und verjüngt die Haut und verbessert den Teint und die Hautfarbe.

- Bienenwachs und Sheabutter haben beide entzündungshemmende Eigenschaften. Vitamin E erhöht die antioxidative Wirkung und ätherische Öle sorgen für ein angenehmes Aroma, das auch therapeutische Vorteile bieten kann.

Anti-Aging-Gesichtscreme mit Jojoba-Öl

Schwierigkeit:

Mittel

Zutaten:

1/3 Tasse Sheabutter

1/8 Tasse Bienenwachs

¼ Tasse Jojoba- oder Hagebuttenöl

1/3 Tasse Rosenwasser

½ Tasse Aloe Gel

15 Tropfen ätherisches Weihrauchöl

15 Tropfen ätherisches Rosenöl

Zubereitung:

In einem Wasserbad Sheabutter und Bienenwachs miteinander schmelzen.

Während die Sheabuttermischung schmilzt, Jojoba oder Hagebutte, Rosenwasser und Aloe-Gel in einem großen Messbecher kombinieren. Erwärme die Flüssigkeit in einem extra Wasserbad (so kann sie sich mit dem Ölgemisch kombinieren).

Mische die erhitzte Aloe-Mischung mit einem Handmixer, bis sie vollständig vermischt ist (sie wird milchig) und mische sie weiter, während du die geschmolzene Sheabuttermischung langsam hinzufügst. Achte darauf, dass beides eine ungefähr gleiche Temperatur haben sollte.

Einige Minuten mischen, bis die Creme zu emulgieren beginnt und dick und flauschig wird.

Die ätherischen Öle zugeben und vermengen.

Die Creme in Gläser geben. Verschließe die Gläser und bewahren Sie die Creme bis zu einem Jahr im Kühlschrank auf.

Schmiere es dir über das Gesicht und genieße den himmlischen Duft und die natürlichen Inhaltsstoffe.

- **Sheabutter:** Die superreiche Feuchtigkeitscreme macht die Haut weich und spendet Feuchtigkeit.
- **Aloe Gel:** Heilend, beruhigend und antibakteriell, Aloe hilft, die Haut zu reparieren und verloren gegangene Feuchtigkeit wieder aufzufüllen.
- **Rosenwasser:** Ein Hautberuhigungsmittel, das Rötungen und Entzündungen reduziert.

Gesichtscreme aus grünem Tee

Schwierigkeit:

leicht

Zutaten:

1 Teelöffel Grüner Tee Extrakt

1 Esslöffel Mandelöl

1 Esslöffel Rosenwasser

1 Teelöffel ätherisches Öl

1 Esslöffel Aloe Vera Saft

1 Esslöffel Bienenwachs

Zubereitung:

Bienenwachs und Mandelöl in einem Wasserbad mischen und kochen lassen.

Erhitze es, bis beides vollständig geschmolzen ist.

Entferne die Mischung vom Herd und fügen Aloe Vera hinzu und mische alles zusammen.

Dann füge den Grüntee-Extrakt, ätherisches Öl und Rosenwasser hinzu.

Fülle die Creme in Gläser ab und lasse es abkühlen.

- Diese Creme bietet die beste Möglichkeit, Unreinheiten und schädliche Auswirkungen von Umweltverschmutzung zu entfernen. Grüner Tee hilft, Unreinheiten zu entfernen.

- Aloe Vera stellt die Gesundheit Ihrer Haut wieder her.

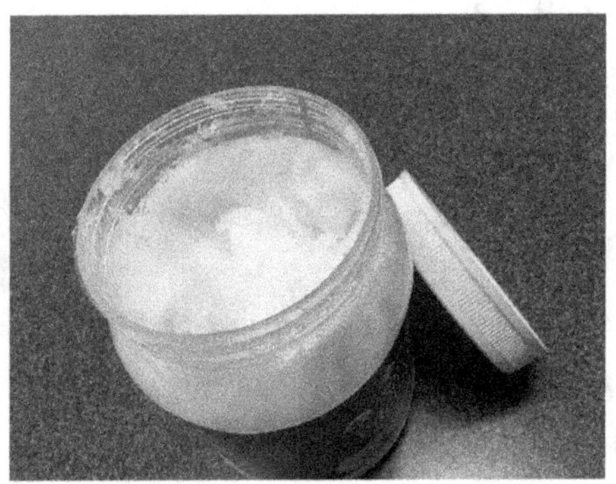

Duschgel und Gesichtsseife

Ich drehe immer durch bei diesen Kaugummi-Werbungen, die fragen: "Fühlst du dich schmutzig?" Und ihre Antwort auf das Aufräumen ist, dir ein Stück Kaugummi in den Mund zu stecken. Funkelnde Zähne, ja. Aber ein strahlend sauberer Körper, nicht so sehr.

Wie wäre es also mit einem rundum sauberen Gefühl mit einer kleinen hausgemachten Körperwäsche? Ich schwöre, es ist einfach, nicht annähernd so einfach wie das Eintauchen in ein Stück Kaugummi, aber die Ergebnisse werden dich sicherlich repräsentativer machen.

Es dauert nur ein paar Minuten, um die flüssigen Duschgels oder Seifen herzustellen.

Hausgemachte Gesichtsseife für strahlende Haut

Schwierigkeit:

leicht

Zutaten:

1/2 TL Süßmandelöl oder natives Olivenöl extra

1/3 Tasse BIO Flüssigseife

10 Tropfen Ylang Ylang ätherisches Öl

6 Tropfen ätherisches Patchouliöl

4 Tropfen ätherisches Zitronengrasöl

2/3 Tasse destilliertes Wasser

Zubereitung:

Gieße die Flüssigseife, süßes Mandelöl (oder Olivenöl) in einen schäumenden Seifenspender.

Füge die ätherischen Öle hinzu und schwenken die Mischung. Füllen den Behälter mit gefiltertem Wasser und schraube ihn zu.

Verwende es täglich für strahlende Haut!

Grapefruit-Ingwer-Duschgel

Schwierigkeit:

Leicht

Zutaten:

1/2 Tasse Seife (mild und unparfümiert oder Babyseife)

1/2 Tasse Aloe Vera Gel

1/2 Tasse Wasser

1 TL ätherisches Grapefruitöl

1-2 Tropfen ätherisches Ingweröl

Zubereitung und Anwendung:

Vermische alle Zutaten durch Rühren in einer Schüssel oder sanftes Schütteln in einer verschließbaren Glasflasche.

Fülle die Mischung in einen Behälter mit Pumpverschluss.

Die Haltbarkeit beträgt etwa 6 Wochen, kann aber je nach Standort und Temperaturen variieren.

Für längere Haltbarkeit das Duschgel auf zwei Behälter aufteilen und einen davon in den Kühlschrank geben.

Seife eignet sich hervorragend für den täglichen Gebrauch, da es die Haut gründlich reinigt, aber nicht austrocknet.

Bei empfindlicher Haut eventuell ein anderes ätherisches Öl, anstelle des Grapefruitöls, verwenden, da es sensible Haut reizen kann.

Schwierigkeit:

Leicht

Zutaten:

2/3 Tasse Seife (oder Flüssigseife)

1/4 Tasse Honig

2 TL Öl (Jojoba oder Süßmandel)

1 TL Vitamin E

2 TL pflanzliches Glycerin

40-50 Tropfen ätherisches Orangenöl (z.B. von Young Living)

Zubereitung und Anwendung:

Vermenge alle Zutaten vorsichtig und gründlich miteinander.

Du kannst das Duschgel ganz bequem in einer Plastikflasche in der Dusche aufbewahren.
Alle 6 Zutaten lassen sich leicht besorgen.
Vitamin E und Süßmandel sorgen für eine zarte Haut und spenden viel Feuchtigkeit.
Der enthaltene Honig hat eine antibakterielle Wirkung und ist ebenfalls ein Weichmacher für die Haut.
Glycerin sorgt für ein schäumendes und prickelndes Duscherlebnis.

Handgemachte Lavendelseife

Schwierigkeit:

Leicht

Zutaten:

Ziegenmilch Seifenbasis (ca. 500g, oder 13 Ziegenmilchseife-Würfel, für 3 Lavendelseifen)

Lavendelöl

Bio-Lavendelblumen

Zubereitung und Anwendung:

Die Ziegenmilchseife in Würfel schneiden. Die Stücke mit 30 Sekunden Abstand in einen Doppelkochtopf, bzw. Simmer Topf, oder die Mikrowelle geben.

Du kannst auch eine feste Schüssel über einem Kochtopf verwenden.
Lass die Seife bei niedriger bis mittlerer Hitze schmelzen.

Sobald alles flüssig ist, das Lavendelöl, den Farbstoff sowie die Lavendelblüten hinzugeben und gut verrühren. Es ist normal, dass sich der Lavendel oben absetzt.

Fülle die Masse in Seifenformen und lasse sie mindestens eine Stunde lang trocknen. Dann kannst du die fertigen Seifen aus den Formen lösen.

Tipp: Nutze verschiedene Seifenfarben, um unterschiedliche Effekte zu erzielen.
Die Seifen eignen sich wunderbar als Geschenke.
Ätherische Öle sind natürlich und ergiebiger als Duftöle.

Orangen-Leinsamen Seife

Schwierigkeit:

Leicht

Zutaten:

Seifenbasis (beispielsweise Sheabutter- oder Glyzerinseife)

Ätherisches Orangenöl (z.B. ätherische Wildorange)

1EL geriebene Orangenschale

1 EL Leinsamen (als Peeling)

Zubereitung und Anwendung:
Du kannst die Seifenbasis entweder in der Mikrowelle schmelzen oder du nutzt einen elektrischen Seifenkessel oder Ähnliches. Je nach Seifenbasis kann die Handhabung variieren. Achte auf die Angaben auf der Packung.
Wenn alles komplett geschmolzen ist, kannst du die ätherischen Öle hinzufügen. Dabei hast du die freie Auswahl. Duftöle solltest du allerdings meiden, da sie chemisch belastet sein und Allergien auslösen können.
Verrühre alles gut miteinander.
Gib die anderen Zutaten hinzu, vermische alles

gut und fülle die Masse sofort in die bereitstehenden Formen um. Wenn du zu lange wartest, setzen sich die Orangenschale und die Leinsamen am Boden ab und verteilen sich nicht gleichmäßig auf die Seifen.

Du kannst sie auch in den Formen noch einmal vorsichtig verrühren oder ein paar Leinsamen oder Anderes als Dekoration oben drauf geben

Stelle die Seifenformen an einen kühlen Ort, am besten in den Kühlschrank und lasse sie über Nacht aushärten.

Willst du sie als Geschenk verpacken, dann lasse die Seifen nach dem Auslösen aus den Formen noch einmal wenigstens 48 Stunden lang trocknen.

Du kannst die Seifen auch selbst in Pergament- oder Wachspapier aufheben.

Orangenöl ist ein Muntermacher und hebt die Stimmung.

Anstelle der Leinsamen kannst du für einen feineren Peeling-Effekt auch Mohn verwenden.

Pfefferminz-Seife Rezept

Schwierigkeit:

Leicht

Zutaten:

Ziegenmilch oder Sheabutter Seifenbasis (nach Bedarf, für den Anfang reichen 50 Gramm)

15-20 Tropfen Pfefferminzöl

Roter Seifenfarbstoff (optional)

Seifenförmchen

Zubereitung und Anwendung:

Bringe etwa 1 Pfund Seifenbasis in einem Doppelkochtopf zum Schmelzen. Es geht auch in der Mikrowelle, dann musst du sie aber alle 30 Sekunden umrühren.
Füge das Pfefferminzöl zu der geschmolzenen Masse und verrühre alles gut.
Nachdem du die Seifenmasse in die Formen verteilt hast, kannst du jeweils ein paar Tropfen des roten Seifenfarbstoffs hinzugeben. Mit einem Zahnstocher kannst du ganz leicht ein schönes Muster kreieren oder die Farbe gleichmäßig verteilen.

Lass die Seifen etwa zwei Stunden trocknen. Im Kühlschrank geht es deutlich schneller, nach 15 Minuten kannst du die Seifen aus ihren Formen entfernen.

Um die Seife leichter aus den Formen lösen zu können, diese vorher mit etwas Kokosöl einreiben.

Spiele ruhig mit den Formen. So zauberst du im Handumdrehen tolle Geschenkseifen.

Kaffee und Milch Peeling-Seife:

Schwierigkeit:

Leicht

Zutaten:

Ziegenmilch Seifenbasis (mit 2 Pfund erhältst du etwa acht große 4 Oz Seifenstücke)

Kaffeepulver (optional)

15-30 Tropfen ätherisches Kaffeeöl (je nach Seifenbasismenge)

Seifenform

Mikrowellenfester Behälter mit Ausgussvorrichtung

Zubereitung und Anwendung:

Für eine leichtere Verarbeitung die Seifenbasis am besten zunächst halbieren und klein schneiden, daraus ergeben sich vier Seifenstücke. Möchtest du mehr machen, einfach alle Arbeitsschritte noch einmal wiederholen.

Die Stücke in dem Behälter in der Mikrowelle schmelzen. Alle 20 bis 30 Sekunden umrühren und den Vorgang dreimal wiederholen.

Sobald die Masse vollständig geschmolzen ist, kannst du das Kaffeepulver und etwa 15 Tropfen des Kaffeeöls dazugeben. Du kannst auch mehr oder weniger davon verwenden, je nach Geschmack.

Fülle die fertige und gut verrührte Masse in die Formen und lasse sie zwischen 30 und 60 Minuten auskühlen. Je nach Raumtemperatur kann es schneller gehen oder länger dauern.

Das Kaffeepulver dient hauptsächlich dekorativen und foliierenden Zwecken. Da der Duft vor allem durch das ätherische Kaffeeöl hervorgerufen wird, kannst du das Pulver auch weglassen.

Kaffee wirkt nicht nur stimulierend als Muntermacher, sondern beugt auch Rötungen auf der Haut sowie Cellulite vor, wirkt Aknenarben entgegen und enthält antioxidative Wirkstoffe.

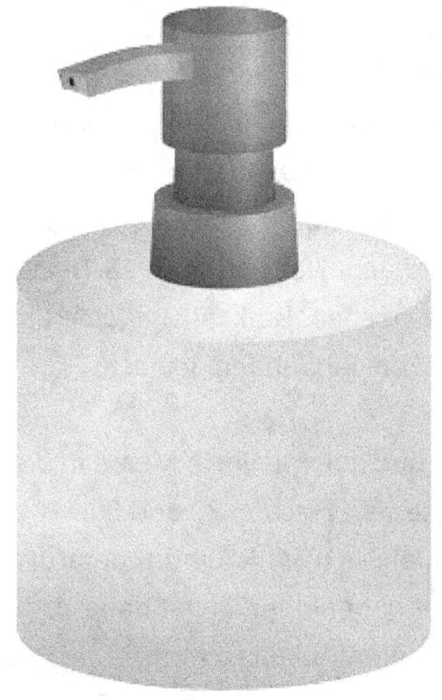

Duschgel mit Honig und Kokosnussöl

Schwierigkeit:

leicht-mittel

Zutaten:

1/4 Tasse Kokosnussöl

1/4 Tasse roher Honig

1/2 Tasse flüssige kastilische Seife

1 Teelöffel Vitamin E

15 Tropfen ätherisches Eukalyptusöl

10 Tropfen süßes Orangen Öl

10 Tropfen Zitrone oder Grapefruit Öl

Anwendung: täglich

Zubereitung:

Schöpfe das Kokosnussöl in eine mikrowellenfeste Schüssel und erhitze es 30 Sekunden lang bei mittlerer Hitze, bis es geschmolzen ist.

Honig, (ätherische) Öle und Vitamin E dazugeben und verrühren.

Füge die Flüssigseife langsam hinzu und rühre vorsichtig, um Schaumbildung zu vermeiden.

Fülle die Masse in ein Glas oder eine Plastikflasche

Vor jedem Gebrauch schütteln

Duschgel mit Kakaobutter und Mandelöl

Schwierigkeit:

leicht-mittel

Zutaten:

150 g Kakaobutter

50 g Kokosnussöl

50 g Sheabutter

50 g Mandelöl

1 Esslöffel Zitronensaft 1 Esslöffel

125 Gramm Flüssigseife

2 Esslöffel weißer Ton

5 Tropfen ätherisches Lavendelöl

5 Tropfen ätherisches Zitronenöl

Anwendung:

täglich

Zubereitung und Anwendung:

Kakaobutter, Kokosnussöl, Sheabutter, Mandelöl und Zitronensaft in eine Schüssel geben.

Die Schüssel sollte auf einen Topf gestellt werden, ohne dass der Boden das Wasser berührt.

Stelle den Kochtopf mit Wasser so ein, dass er leicht kocht und die Wachse zusammen mit den Ölen verschmelzen. Erhitze das Gemisch dabei auf (höchstens) 60 Grad Celsius

Gebe die Seife zu den Ölen und mische sie mit einem Stabmixer, bis die Mischung dicker wird. Du wirst bei entsprechender Fertigung Blasen in der Mischung sehen. Es hat die Textur von verdickter Sahne.

Füge den Ton und die ätherischen Öle hinzu und rühre die Mischung um

Gieße sie in ein sterilisiertes Gefäß / Glas und verwenden es innerhalb weniger Wochen.

Tipp: Lasse die Mischung vor Gebrauch eine Woche ziehen.

Selbstgemachtes Duschgel

Schwierigkeit:

leicht

Zutaten:

reine Kernseife, gerieben

12 Tassen Wasser

2 EL Glycerin

Anwendung:

Täglich am Morgen

Zubereitung und Anwendung:

Bringe das Wasser zu einem leichten Sieden (nicht kochen) und füge die Seife hinzu. Rühre nun bis es vollständig geschmolzen ist. Schalte jetzt die Hitzezuvor aus und füge das Glycerin hinzu.

Decke den Topf ab und lasse ihn für 24 Stunden ruhen.

Nach dem Abbinden die Seife einfach in eine alte Duschgel Flasche oder in ein passendes Glasgefäß füllen.

Tipp: Ich fügte meinem Deckel eine Silikondichtung hinzu, um das Gießen zu erleichtern.

Natürliches und nahrhaftes Duschgel

Schwierigkeit

leicht-mittel

Zutaten:

6 Tassen destilliertes Wasser

½ Stück Shea Butter Seife

½ Tasse Kokosnussöl

1 Esslöffel Bentonit-Ton

Neemöl

Lavendelöl

Anwendung:

Mehrmals pro Woche

Zubereitung und Anwendung:

Zerkleinere zunächst eine Hälfte Shea-Butter-Seife.

Mische es zu einem feinen Pulver.

Füge die Seife und das destillierte Wasser in einen großen Topf bei mittlerer Hitze hinzu, bis die Seife geschmolzen ist (dieser Teil dauert eine Weile).

Nachdem die Seife geschmolzen ist, füge das Kokosnussöl hinzu.

Sobald das geschmolzen ist, ist es Zeit, den Ton

hinzuzufügen. Ich würde empfehlen, dem Ton etwas Wasser hinzuzufügen, um eine Paste herzustellen, und dann die Paste in den Topf geben. Dieser Schritt erleichtert die Einbindung. Nachdem du sichergestellt hast, dass alles gut geschmolzen und gemischt ist, nehme den Topf vom Herd und gieße die Seifenmischung in deine dafür vorgesehenen Behälter. Sobald sich die Seife abkühlt, trennen sich die Elemente, also rühre einfach ab und zu um.

Sobald sich deine Behälter kühl anfühlen, füge den Neem-Extrakt und das Lavendelöl hinzu. Für jedes meiner Einmachgläser in Standardgröße fügte ich 10 Tropfen Neem-Extrakt und 15 Tropfen Lavendel-EO hinzu. Der Neem-Extrakt riecht seltsam, also hilft der zusätzliche Lavendel wirklich.

Hausgemachtes Orangen-Honig Körperduschgel

Schwierigkeit:

leicht-mittel

Zutaten:

1/4 Tasse Honig

½ Tasse reine Flüssigseife

50 Tropfen ätherisches Öl (Süßorangenöl oder Rosenöl)

2 Esslöffel flüssiges Vitamin E

1 Esslöffel Öl (Olive, Jojoba oder andere)

Anwendung:

morgens

Zubereitung und Anwendung:

Die Mischung in eine Flasche geben.

Schüttle es und voila!

Tipp: Wenn du keinen Honig nehmen möchtest, dann kannst du auch Kräutertee nehmen.

Öl: Du kannst bei dem wirklich sehr einfachen Rezept jede Art von Öl nehmen. Olive ist besser für trockene Haut, während Kokosöl eher Vitaminreich ist.

Verwendung: Denke vor jeder Anwendung:
daran, es kräftig zu schütteln, da dies alles
Zutaten: sind, die sich auch wieder voneinander
lösen, wenn sie eine Weile stehen. Um den
vollen Effekt zu haben, musst du sie also neu
vermengen.

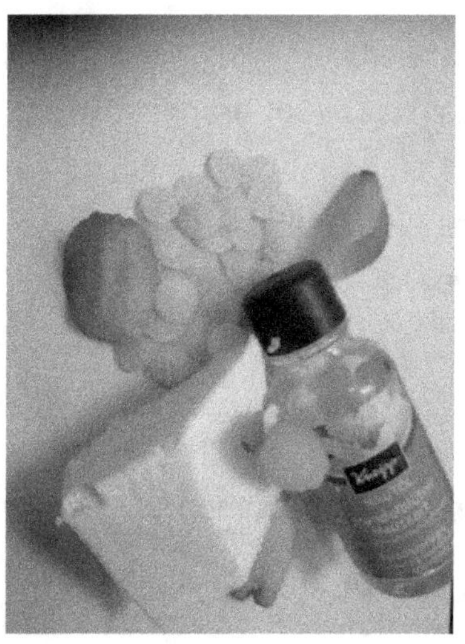

Kokosmilch Duschseife

Schwierigkeit:

Leicht

Zutaten:

1/4 Tasse fette Kokosmilch

1/3 Tasse flüssige Seife

(Oder Flüssigseife)

Optional Lavendelduftseife

Optional ätherische Öle

Anwendung: täglich

Zubereitung und Anwendung:

Mische die eine 1/4 Tasse fette Kokosmilch mit 1/3 Tasse flüssiger Seife. Du kannst Lavendelduftseife verwenden oder ätherische Öle für einen entspannenden Duft hinzufügen. Das Ganze in einer Quetschflasche mischen und aufschäumen.

Die Mischung neigt dazu, sich nach dem Sitzen etwas zu trennen, so dass du sie vor dem Gebrauch eventuell etwas schütteln musst.

Hausgemachtes Duschgel

Schwierigkeit:

mittel

Zutaten:

1 EL geschnittener Hafer

1 Zweig Rosmarin

1 Tasse destilliertes Wasser

1 TL Zitronensäure

2 EL Kokosnussöl

1 Esslöffel Honig

1-1/2 Tasse flüssige Seife

1 Teelöffel Guarkernmehl

30 Tropfen ätherische Öle

Zubereitung und Anwendung:

Koche Wasser in einem Wasserkocher und gieße, sobald es gekocht hat, dieses über Hafer und Rosmarin (oder was auch immer du ziehen lassen möchtest). Bedecke das Gemisch und lasse es eine Stunde lang ziehen. Streiche dann, um Hafer- und Rosmarinstückchen aus Ihrer Infusion zu entfernen, das Ganze durch ein Sieb.

Verquirlen in einer Schüssel Öl, Honig, Infusion und Zitronensäure.

Streue das Guarkernmehl ein, verquirle es mit

dem Schneebesen, und mische es anschließend
sofort die Seife (wenn Du zu lange wartest,
verdickt sich das Guarkernmehl und du hast
Klumpen), bis alles glatt und glatt ist.

Füge die ätherischen Öle hinzu und vermische
alles mit einem Löffel oder einem Spatel.
Bewahre die Mischung in einer Flasche auf, die
vorher sterilisiert wurde (und im Idealfall
undurchsichtig ist vor direktem Sonnenlicht), und
schütteln sie vor jedem Gebrauch.
Du kannst die fertige Körperwäsche in deinem
Kühlschrank aufbewahren oder eine Charge
herstellen, die innerhalb von 3-4 Tagen
verwendet werden kann.

Hausgemachte Feuchtigkeit-Körperduschgel

Schwierigkeit:

leicht-mittel

Zutaten:

1/2 Tasse plus 2 Esslöffel Flüssigseife

2 Esslöffel Kokosnussöl

1 Esslöffel Jojobaöl

1 Esslöffel Vitamin E-Öl

20-40 Tropfen ätherische Öle

Zubereitung und Anwendung:

Vermische die Zutaten: in einem Glas und schüttle dieses vor jedem Gebrauch, falls sich die Mischung getrennt hat. Macht etwa 40 Körperwäsche.

Duschgel mit Honig und Kokosnussöl

Schwierigkeit:

leicht-mittel

Zutaten:

150 g Kakaobutter

50 g Kokosnussöl

50 g Sheabutter

50 g Mandelöl

1 Esslöffel Zitronensaft 1 Esslöffel

125 Gramm Seife

2 Esslöffel weißer Ton

5 Tropfen ätherisches Lavendelöl

5 Tropfen ätherisches Zitronenöl

Zubereitung und Anwendung:

Kakaobutter, Kokosnussöl, Sheabutter, Mandelöl und Zitronensaft in eine Schüssel geben.

Die Schüssel sollte auf einen Topf gestellt werden, ohne dass der Boden das Wasser berührt.

Stelle den Kochtopf mit Wasser so ein, dass er leicht kocht und die Wachse zusammen mit den Ölen verschmelzen. Erhitze das Gemisch dabei auf (höchstens) 60 Grad Celsius

Gebe die Seife zu den Ölen und mische sie mit

einem Stabmixer, bis die Mischung dicker wird.
Du wirst bei entsprechender Fertigung Blasen in
der Mischung sehen. Es hat die Textur von
verdickter Sahne.
Füge den Ton und die ätherischen Öle hinzu und
rühre die Mischung um
Gieße sie in ein sterilisiertes Gefäß / Glas und
verwenden es innerhalb weniger Wochen.

Tipp: Lasse die Mischung vor Gebrauch eine
Woche ziehen.

Badebomben und Badezusätze

Ein warmes Bad hat etwas unglaublich Entspannendes, und diese hausgemachten Bade-Bomben bringen die Entspannung eine Stufe höher!

Badebomben sind in letzter Zeit in der Popularität mit Tausenden von verfügbaren Optionen explodiert (obwohl ich nur natürliche oder organische Optionen empfehlen würde, wenn möglich). Kinder und Erwachsene lieben sie und während sie bis zu 9 Euro pro Stück kosten können, kannst du eine ganze Charge für nur ein paar Euro machen!

Nicht-toxische Badebomben

Diese hausgemachten Badekompressen sind eine gute Lösung! Hergestellt aus nahrhaftem Meersalz oder Bittersalz, alkalisierendem Natron und zischender Zitronensäure mit pflegendem Öl und Vanillebasis.

Diese können zu einem tollen Geschenk verpackt oder unzählige Möglichkeiten für entspannende Bäder geschaffen werden!

Haferflocken-Kokosnussmilch-Bad

Schwierigkeit: leicht
Zutaten:

1/2 Tasse altmodischer Haferflocken

1-2 Tassen Kokosmilch

ein Esslöffel Honig

Zubereitung und Anwendung:
Mahle 1/2 Tasse altmodischer Haferflocken und kombiniere diese mit 1-2 Tassen Kokosmilch und einem Esslöffel Honig.

Füge dieses deinem Bad hinzu und begrüße das Wochenende.

Kokosmilch-Zucker-Peeling

Schwierigkeit:

leicht

Zutaten:

1/2 Tasse Kokosmilch

1/2 Tasse Zucker

einen gehäuften Esslöffel Kokosnussöl

Zubereitung und Anwendung:
Kombiniere 1/2 Tasse Kokosmilch mit 1/2 Tasse Zucker.

Füge dann einen gehäuften Esslöffel Kokosnussöl hinzu (in der Mikrowelle erhitzen, wenn es noch fest ist) und fertig.

Muskelentspannende Badebomben

Schwierigkeit:

leicht

Zutaten:

ca. 8 TL Backpulver

120 gr. Weinstein

120 gr. nicht gentechnisch veränderte Maisstärke

120 gr. Bittersalz

3/4 TL destilliertes Wasser

20-30 Tropfen ätherisches Lavendelöl (oder dein Lieblings-Ätherisches Öl)

2 TL Kokosöl

Natürliche Lebensmittelfarbe (optional)

Getrocknete Lavendelblüten

Utensilien:

Sprühflasche mit Wasser

Mittelgroße Glasschüssel

2 Backförmchen aus Metall oder Silikon für die Badebomben

Zubereitung und Anwendung:

Vermische alle trockenen Zutaten: in einer großen Schüssel, das Wasser, die Öle und die Lebensmittelfarbe in einer kleineren Schüssel.

Nimm beide Massen zusammen und vermenge sie gut. Die Lebensmittelfarbe sollte gleichmäßig verteilt sein, daran kannst du ganz leicht sehen, wann die Mischung gut verrührt ist. Die Konsistenz sollte der eines feuchten Sandes gleichen, bröckelig, aber nicht auseinanderfallend, wenn du sie zusammenpresst. Sollte sie noch zu trocken sein, kannst du ein paar Tropfen Wasser dazu geben. Drücke die Masse gut in die einzelnen Muffin-Formen, sie sollte nicht überstehen.
Lass alles mindestens 24 Stunden lang trocknen, bevor du die Badebomben aus der Form löst. Kontrolliere, ob die Badebomben tatsächlich komplett getrocknet sind, bevor du sie aus der Form nimmst.

- Wenn du keine glatten Backformen verwendest, solltest du die Masse länger trocknen lassen, da sie sich nicht so leicht aus kleinem geformtem Design lösen lässt.

Vanille-Badebomben

Schwierigkeit:

leicht

Zutaten:

1 Tasse Zitronensäure

2 Tassen Backpulver

1 Oz geschmolzene Shea- oder Kokosnussbutter

5-6 Tropfen ätherisches Vanilleöl

Sprühflasche mit Zaubernussessenz

Utensilien:

Sprühflasche mit Wasser

Mittelgroße Glasschüssel

2 Backförmchen aus Metall oder Silikon für die

Badebomben

Zubereitung und Anwendung:

Vermische die Zitronensäure und das Backpulver

in einer Rührschüssel. Achte darauf, dass es

keine Klumpen gibt.

Gib die geschmolzene Shea- oder

Kokosnussbutter sowie das Vanilleöl hinzu und

verrühre alles gut miteinander.

Besprühe die Masse etwa 2 bis 3 Mal mit der

Zaubernussessenz, bis du eine feste Masse

erhältst, die noch relativ trocken ist, beim Zusammendrücken aber nicht auseinanderfällt.
Presse die Masse fest in die einzelnen Silikonformen und lass alles 12 Stunden lang trocknen.
Anschließend löst du die Badebomben aus den Formen und lässt sie noch einmal 24 Stunden lang ruhen.
Du kannst auch jedes andere ätherische Öl deiner Wahl verwenden.

Für ein sprudelndes Badeerlebnis zerbröckelst du die Badebombe unter dem einlaufenden Wasser.

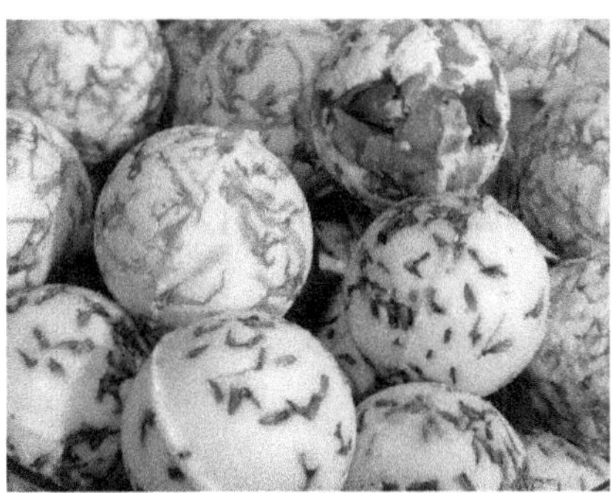

Lemon-Badebombe

Schwierigkeit:

leicht

Zutaten:

1 Tasse Backpulver

1/2 Tasse Zitronensäure

1/2 Tasse Maisstärke

3 EL Bittersalz

3/4 TL Wasser

2 TL Mandelöl

Ätherisches Zitronenöl

Gelber Lebensmittelfarbstoff (optional)

Utensilien:

Dekorblumen

Kunststoff-Ornamentform

Fleischballpresse (optional)

Zubereitung und Anwendung:

Mische die trockenen Zutaten: in einer großen
Schüssel.

Verrühre das Wasser, die Öle und den Farbstoff
in einer kleineren Schüssel.

Gib die feuchte Masse zu dem trockenen Mix und vermenge alles gut mit einem Schneebesen. Ob du die richtige Konsistenz hast, kannst du durch Zusammendrücken testen. Ist die Masse noch zu bröckelig, dann füge mit einer Sprühflasche vorsichtig etwas Wasser hinzu. Achte darauf nicht zu viel Wasser zu verwenden, da die Masse sonst nicht mehr formbar ist

Fülle die Masse in Formen und warte mindestens 2 Stunden, bevor du sie auslöst. Lass sie in einem weichen Handtuch über Nacht vollständig trocknen.

- Mit einer Fleischballpresse lassen sich kleinere Badebomben formen.
- Verziere sie vor dem Trocknen mit Dekorblumen oder allem, was dir gefällt.

Pfirsich-Badesalz Rezept

Schwierigkeit:

Leicht

Zutaten:

2 Tassen Bittersalz

4 Teebeutel Pfirsich

2 EL Kokosöl

5 Tropfen ätherisches Öl (z.B. Zitronengras)

Zubereitung und Anwendung:

Mische in einer mittelgroßen Schüssel das Bittersalz mit dem Inhalt der Teebeutel, bis alles gut vermengt ist.

Füge das Kokosöl und das ätherische Öl hinzu und verrühre alles solange miteinander, bis die trockene Masse die Öle vollständig aufgesogen hat

Bewahre das Badesalz in einem luftdichten Behälter auf.

Zimt-Badesalz Rezept

Schwierigkeit:

Leicht

Zutaten:

2 Tassen Bittersalz

2 Tassen Meersalz

½ Tasse fein gemahlene Haferflocken (optional)

2 EL Zimt

Isopropanol (Alkohol)

Zubereitung und Anwendung:

Den Glasbehälter mit dem Isopropanol (Alkohol) innen komplett besprühen und zum Trocknen beiseitestellen.

Vermenge alle Zutaten gut miteinander und bewahre das fertige Badesalz in dem vorbereiteten, gut verschließbaren Glasbehälter auf.

Mit Label und Schleife machst du daraus ein schönes Geschenk.

Deodorant

Anfang letzten Jahres habe ich meine aluminiumgeschnürten Antitranspirantien für eine sauberere, grünere Option weggelassen: natürliches Deodorant. Aber zu sagen, dass der Übergang einfach war, wäre eine regelrechte Lüge. Du siehst, es gab viel übermäßigen Schweiß und noch mehr Wiederholungen im Laufe des Tages.

Um den Schweiß zu stoppen (oder zumindest zu lernen, wie man ihn aufrechterhält), tauchte ich tief in Naturkosmetik Archive ein. Hier ist, was ich entdeckt habe: Es stellte sich heraus, dass es eine Möglichkeit gibt, dein Deodorant den ganzen Tag über haltbar zu machen - und es bedarf keiner Nachbesserung am Mittag.

Es ist ein bißchen Übung und auch das Erkennen seiner eigenen Körperfunktionen.

Natürliches Kräuter Deodorant zum Aufsprühen:

Schwierigkeit:

Leicht

Zutaten:

1 ¼ Tassen 40% Wodka

1/3 Tasse Salbeiblätter

¼ Tasse Thymianblätter

¼ Tasse Lavendelknospen

Schale von 1 Limette oder Zitrone

Ätherische Öle:
6 Tropfen Salbei
4 Tropfen Lavendel
3 Tropfen Teebaum
3 Tropfen Patschuli
3 Tropfen Zitronengras oder Limette pro
Viertelbecher Sprühflasche.

1/2 Teelöffel kolloidales Silber pro Vierteltasse
Sprühflasche, optional

Zubereitung und Anwendung:

Verwende von den Kräutern und der Zitronenschale etwa 500ml. Du kannst sie in einem Messbecher ausmessen. Bedeck sie komplett mit Wodka und verschließe das Ganze gut.
Du musst die Masse etwa einen Monat lang täglich einmal schütteln. Bewahre das Behältnis so auf, dass du es nicht vergisst.

Anschließend kannst du die Kräuter abseihen und die übrige Tinktur in eine Sprühflasche umfüllen.
Füge nun die ätherischen Öle und das kolloidale Silber, optional, hinzu.
Das Deo ist nun fertig für den Gebrauch.
Schüttele die Tinktur vor jeder Anwendung: gut, um zu verhindern, dass sich die ätherischen Öle einfach nur oben absetzen.
Ein selbst hergestelltes Deo gibt dir die absolute Kontrolle über alle Inhaltsstoffe.

Selbstgemachter Deo-Stick für sensible Haut:

Schwierigkeit:

Leicht

Zutaten:

1/3 Tasse Kokosöl

3 Esslöffel Bienenwachs, gerieben oder Pellets

2 Esslöffel Sheabutter

1/3 Tasse Pfeilwurzelpulver

2 Esslöffel Natron (auf 1 Esslöffel reduzieren, wenn es für deine Haut noch zu hart ist)

10 - 15 Tropfen ätherisches Öl

Zubereitung und Anwendung:

Schmelze das Kokosöl, das Bienenwachs und die Sheabutter in einem kleinen Topf bei niedriger Temperatur unter ständigem Rühren.
Wenn alles vollständig geschmolzen ist, den Topf vom Herd nehmen. Da die Masse schnell aushärtet, das Pfeilwurzelpulver und das Natron rasch, aber gleichmäßig unterrühren.
Fülle die fertige Masse in zwei Deodorant-

Behälter und lass alles ein paar Stunden trocknen. Verschließe die Behälter gut.

Du kannst es wie jedes herkömmliche Deo verwenden.

Du kannst jedes ätherische Öl verwenden, das dir gefällt. Für eine gutdeodorierende Wirkung mische es mit 5 Tropfen Teebaumöl.

Sei vorsichtig, wenn du Zitronenöl verwenden möchtest, da es die Haut sonnenempfindlicher macht.

Hausgemachtes Deodorant (Backpulverfrei):

Schwierigkeit:

Leicht

Zutaten:

½ Tasse Pfeilwurzelpulver oder Maisstärke

½ Tasse Kokosöl

10-20 Tropfen Teebaum- und/oder ätherisches Lavendelöl (antibakteriell, antimykotisch)

10 Tropfen Zitrone, Orange, Pfefferminze und Weihrauch (auch als Kombination)

Zubereitung und Anwendung:

Erwärme das Kokosöl, sodass es in einem flüssigen Zustand gerät. Alle Zutaten miteinander vermischen und abfüllen. Am besten funktioniert ein verschließbarer Glasbehälter. Zur Anwendung einfach mit den Händen auftragen. Für einen stärkeren Schutz ¼ Tasse Pfeilwurzelpulver sowie ¼ Tasse Bentonitton oder Kieselgur verwenden.

Bei Verwendung von Pfefferminzöl, die Hände
nach dem Auftragen gut waschen, da es bei
Kontakt mit den Augen brennen kann.
Du kannst auch nur die Hälfte der angegebenen
Menge machen.

Handgemachtes Deodorant

Schwierigkeit:

Leicht

Zutaten:

¼ Tasse Magnesiummilch (ohne andere inaktive Bestandteile außer Wasser)

1/8 Tasse Pfeilwurzelpulver

¼ Tasse Backpulver

1/8 Tasse Aloe Vera Konzentrat (für eine dickere Konsistenz Aloe Vera Gel)

¼ Tasse Zaubernuss

1/8 Tasse gefiltertes Wasser (für eine cremigere Konsistenz ohne Wasser)

10-15 Tropfen ätherisches Öl deiner Wahl (optional)

Zubereitung und Anwendung:

Vermische alle Zutaten: in einer mittelgroßen Schüssel miteinander, bis sie eine konsistente Masse ergeben. Fülle alles in die Behälter und bewahre sie an einem kühlen trockenen Ort auf. Verwende die Deodorants innerhalb von 3

Monaten und schüttele sie vor jeden Auftragen gut, um eine Mischung aller Inhaltsstoffe zu garantieren.

Ätherische Öle sind kein Muss, tragen aber zu Wirksamkeit und Wohlbefinden bei.

Lass das Deo gut auf der Haut trocknen, bevor du dich ankleidest.

Manche Menschen reagieren empfindlich auf Backpulver. Für die Herstellung des Deos ist es nicht essentiell und kann daher auch weggelassen werden.

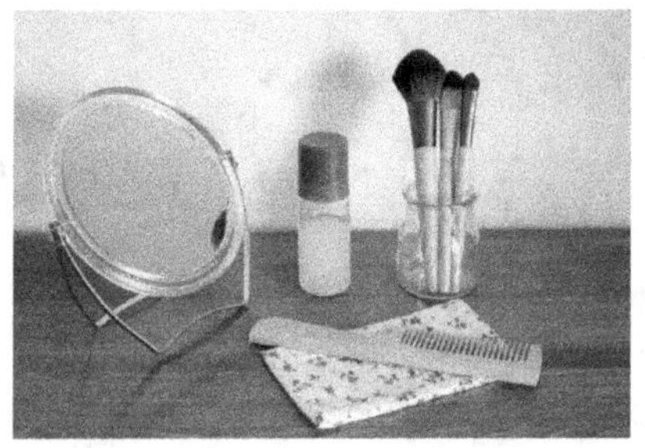

Sprühdeodorant mit Magnesium

Schwierigkeit:

Leicht

Zutaten:

1EL Magnesium

1 Prise Meersalz

15 Tropfen ätherisches Lavendelöl

5 Tropfen ätherisches Weihrauchöl

Zaubernuss (Hamamelis)

Zubereitung und Anwendung:

Vermische das Meersalz in einem Löffel mit den ätherischen Ölen und gebe die Mischung in die Glassprühflasche.
Füge das Magnesium hinzu und fülle den Rest mit Hamamelis auf.
Vor jedem Gebrauch gut schütteln, dann einfach aufsprühen.
Das Deodorant hält ca. 6 Monate.
Fast jeder leidet ohne es zu Wissen an Magnesiummangel, was schlechten

Körpergeruch fördert. Das Magnesium in diesem
Rezept wirkt dem entgegen.
Ätherische Öle immer in Glas aufbewahren,
niemals in Plastik.
Das Meersalz bindet die ätherischen Öle, die sich
sonst nicht mit den anderen Flüssigkeiten
vermischen würden.

Körperspray Grapefruit Lavendel

Schwierigkeit:

Leicht

Zutaten:

10-15 Tropfen ätherisches Lavendelöl

10-15 Tropfen ätherisches Grapefruitöl
100 ml destilliertes Wasser

Zubereitung und Anwendung:

Fülle die Sprühflasche fast ganz mit Wasser.
Tropfe die ätherischen Öle nach und nach hinein
und schüttele anschließend alles gut durch.
Teste durch Aufsprühen, ob das Bodyspray die
gewünschte Duftintensität hat. Je nachdem
kannst du noch ein paar Tropfen der ätherischen
Öle hinzugeben.
Durch die reine Verwendung ätherischer Öle ist
das Bodyspray frei von Chemie und künstlichen
Inhaltsstoffen.
Es eignet sich auch hervorragend als Raumspray.

3 Varianten-Vanille-Körperspray

Schwierigkeit:

Leicht

Zutaten:

Vanille + Ylang-Ylang

18 Tropfen Vanille Öl

2 Tropfen Ylang-Ylang

¼ Tasse Rum, Wodka oder Zaubernuss
oder

Vanille + süße Orange

16 Tropfen Vanille Öl

4 Tropfen süßes ätherisches Orangenöl

¼ Tasse Rum, Wodka oder Zaubernuss
oder

Vanille + Kaffee

16 Tropfen Vanilleoleoresin4 Tropfen süßes
ätherisches Kaffeeöl

¼ Tasse Rum, Wodka oder Zaubernuss

Zubereitung und Anwendung:
Vermische alle Zutaten: gut miteinander und
bewahre das Spray in einer Glasflasche an einem
kühlen dunklen Ort auf.

Vor dem Auftragen gut schütteln.
Kaffeeöl sollte während der Schwangerschaft
vermieden werden.
Da die Mixtur nicht farblos ist, besser nur auf
dunkler Kleidung aufsprühen.
Verwendest du Zaubernuss, dann achte darauf,
dass es Alkohol enthält, da es sich sonst nicht mit
dem Vanille Öl vermischt.

Conditioner

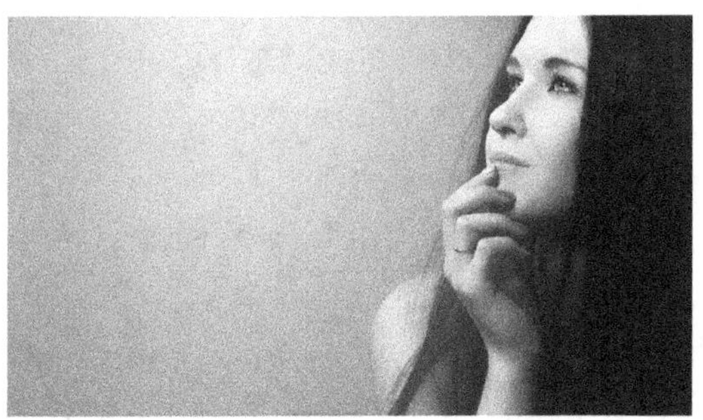

Übernimm die Kontrolle über die Inhaltsstoffe, die in deine Haarprodukte einfließen, indem du sie zu Hause herstellst. Diese einfachen, selbstgemachten Haarspülung verwendet natürliche Inhaltsstoffe, um dein Haar weich und lockig oder glatt zu machen, und ist leicht genug, um es auch als Leave-In-Spülung zu verwenden.

Lockenpflege - Pflegespülung für lockiges Haar

Schwierigkeit:

Leicht

Zutaten:

1/4 Tasse Kokosnussmilch

2 Esslöffel Honig

1 Esslöffel geschmolzenes Kokosnussöl

1 Esslöffel griechischer Joghurt

2 bis 3 Tröpfchen Rosmarin oder Lavendelöl

Zubereitung und Anwendung:

Alle Zutaten werden in eine Schüssel gegeben und miteinander gemischt. Die Zutaten: können per Hand, mittels Handbesen oder mit einer anderen Rührmaschine vermischt werden. Es sollte darauf geachtet werden, dass die Zutaten: wirklich gut vermischt sind und eine gut auftragbare Masse ergeben.

Zur Anwendung sollte etwas der Masse auf die Hände gegeben werden. Die Masse sollte gleichmäßig in den Haaren verteilt werden. Wenn die Pflegespülung auf den Haaren aufgetragen wurde, kann diese mit dem Kamm gleichmäßig verteilt werden. Nach dem Auftragen und verteilen der Pflegespülung sollte diese für ungefähr 45 Minuten einwirken. Es ist ratsam eine Duschhaube während des Wartens zu tragen. Nach der Einwirkzeit kann die Pflegespülung ausgespült werden und das Haar kann getrocknet werden.

Pflegespülung für das Haar aus geschlagener Shea Butter

Schwierigkeit:

Leicht

Zutaten:

2 Esslöffel Shea Butter

2 Esslöffel Kokosnussöl

8 Tropfen flüssiger Honig

5 Tropfen Teebaumöl

3 Tropfen Eukalyptusöl

2 Tropfen Pfefferminzöl

Zubereitung und Anwendung:

Shea Butter und Kokosnussöl in der Mikrowelle in 15 bis 20 Sekundenintervallen schmelzen, bis die Zutaten: vollständig geschmolzen sind.

Anschließend die übrigen Zutaten zur geschmolzenen Shea Butter geben und in ein kleines Behältnis geben.

Das Behältnis mit dem Pflegespülmix sollte für 5 bis 10 Minuten oder bis der Mix hart ist in den Gefrierschrank gegeben werden.

Selbstgemachte Pflegespülung für Zuhause

Schwierigkeit:

Leicht

Zutaten:

2 Esslöffel Apfelessig

470 ml bis 500 ml klares, sauberes Wasser

Zubereitung und Anwendung:

Alle Zutaten können in einem Glas, mit einem Fassungsvolumen von 500 ml, miteinander vermischt werden.

Anschließend sollte der Mix in ein schließbares Gefäß gegeben und gut durchgeschüttelt werden. Nach dem Schütteln kann die Pflegespülung direkt auf das Haar aufgetragen werden.

Je nach Haartyp kann auch weniger Apfelessig verwendet werden. Ob die Pflegespülung ausgewaschen wird oder nicht, ist optional. Wer sich mit der Mischung auf dem Kopf nicht wohlfühlt, der kann die Pflegespülung wieder auswaschen.

Leave-In Pflegespülung (Pflegespülung ohne Ausspülen)

Schwierigkeit:

Leicht

Zutaten:

1/4 Tasse destilliertes Wasser

1 Esslöffel Kokosnussmilch

bis zu 10 Tröpfchen eines geeigneten Öles (Teebaumöl, Rosmarinöl oder Lavendelöl)

Zubereitung und Anwendung:

Bei Verwendung industrieller Kokosnussmilch, können Wasser, Öl und Kokosnussmilch einfach gemischt und in die Sprühflasche gegeben werden.

Bei Verwendung der selbstgemachten Kokosnussmilch sollte erst die Kokosnussmilch gewonnen und anschließend alle Zutaten: miteinander vermischt werden. Anschließend sollte die Mixtur für mehrere Stunden in den Gefrierschrank gegeben werden. Während die

Mixtur abkühlt, entsteht eine dünne, härtende Cremeschicht an der Oberfläche. Das Gemisch sollte aus dem Gefrierschrank genommen und in einem Mixer richtig miteinander vermischt werden. Anschließend wird die Spülung in die Sprühflasche gegeben.
Vor der Nutzung sollte die Sprühflasche gut durchgeschüttelt werden. Anschließend wird die Spülung mittels Sprühflasche auf das feuchte Haar aufgetragen. Nach erfolgter Auftragung sollte das Haar durchgekämmt werden.

Die Spülung sollte im Kühlschrank gelagert und innerhalb einer Woche aufgebraucht werden.

Selbstgemachte Rosmarin-Minze-Haarspülung

Schwierigkeit:

Leicht

Zutaten:

1/4 Tasse Kokosnussöl

2 T. Shea Butter

2 Esslöffel Arganöl

10 Tröpfchen Rosmarinöl

bis 7 Tropfen Pfefferminzöl

Zubereitung und Anwendung:

Kokosnussöl und Shea Butter in ein Mikrowellen-geeignetes Behältnis geben und für 30 Sekunden erhitzen. Die Zutaten: sollten nach dem Erhitzen komplett flüssig sein. Anschließend sollten die geschmolzenen Zutaten: abgekühlt und mit den Ölen sowie dem Arganöl gemischt werden. Die Mischung sollte eine gleichmäßige Masse ergeben.

Die Spülung wird in ein Behältnis mit gut schließendem Deckel gegeben. Eine Sprühflasche oder ähnliches bietet ein gutes Behältnis für die Rosmarin-Minze-Spülung.

Die Spülung sollte vor der Haarwäsche aufgetragen werden. Zunächst sollte die Spülung auf die Haarspitzen und dann immer weiter bis zu den Haarwurzeln verteilt werden. Die aufgetragene Spülung wird für 5 Minuten auf dem Haar belassen. Nach der Einwirkzeit sollte die Spülung ausgewaschen werden. Die Reste von Ölen im Haar werden mit der anschließenden Haarwäsche entfernt.

Rasierschaum

Du möchtest eigene natürliche Rasiercreme herstellen, weißt aber nicht, welches Rezept du verwenden sollst? Lese weiter, um unsere hausgemachte Lieblingsversion auszuprobieren.

Alle Zutaten sind ungiftig, umweltfreundlich, pflanzlich, billig und einfach!

Es ist wieder DIY-Zeit

Hausgemachter Kokosnussöl Limette Rasierschaum

Zutaten:

1 Tasse Kokosnussöl

¼ Tasse Mandelöl

1 Tasse Sheabutter

10-12 Tropfen ätherisches Öl

10-12 Tropfen ätherisches Kokosöl

Zubereitung und Anwendung:

Bringe in einer Soßenpfanne Kokosnussöl und Shea-Butter bei mittlerer Hitze und unter häufigem Umrühren zum Schmelzen.
Nimm die Masse vom Herd sobald sie vollständig geschmolzen ist und rühre das Mandelöl ein.
Lass alles im Topf abkühlen.
Stelle den Topf in den Kühlschrank.
Nach ca. 20 Minuten kannst du die gefestigte Mischung in eine Schüssel übertragen und die ätherischen Öle hinzufügen.
Diese Mischung schlägst du mit einem elektrischen Mixer oder mit einer Schneerute.

Die Creme soll hell und luftig werden wie Schlagsahne.

In einem Einmachglas oder einem anderen luftdichten Gefäß bewahrst du den fertigen Rasierschaum im Kühlschrank auf. So bleibt die Konsistenz deines Rasierschaumes stabil. Bei zu warmer Raumtemperatur kann der Rasierschaum schmelzen.

Rasierschaumcreme selbst herzustellen, geht leicht und schnell.

Mit dieser hausgemachten Rasiercreme aus natürlichen Zutaten kannst du deine Haut verwöhnen und mit der nötigen Feuchtigkeit versorgen.

Rosemary-Mint Rasiercreme

Zutaten:

1/3 Tasse Sheabutter

1/3 Tasse Kokosnussöl

1/4 Tasse Jojoba- oder süßes Mandelöl

10 Tropfen ätherisches Rosmarinöl

3-5 Tropfen ätherisches Pfefferminzöl

Zubereitung und Anwendung:

Shea-Butter und Kokosnussöl in einem Topf bei schwacher Hitze auf dem Herd zum Schmelzen bringen. Rühre dabei immer wieder um.
Fülle die geschmolzene Mischung in eine hitzebeständige Schüssel und rühre das Jojobaöl und die ätherischen Öle ein. Diese Masse stellst du zum Abkühlen in den Kühlschrank.
Sobald die Creme fest ist, schlägst du sie mit dem Schneebesen oder einem elektrischen Mixer auf, bis sie leicht und locker ist.
Nun kannst du den Rasierschaum in ein Glas füllen, mit einem luftdichten Deckel verschließen und kühl aufbewahren.

Da sich die Konsistenz dieser natürlichen Rasiercreme je nach Lufttemperatur ändert, ist es normal, wenn sie bei kaltem Wetter zu fest wird. Wenn du einen oder zwei zusätzliche Teelöffel des Trägeröls in die Mischung fügst, wird das Produkt weicher.

Rosmarin-Mint Rasiercreme eignet sich besonders für empfindliche Haut. Teste trotzdem vor der Anwendung einen kleinen Bereich, um festzustellen, ob du möglicherweise auf verschiedene Öle empfindlich reagierst.

Da diese selbstgemachte Rasiercreme keine Seife enthält, trocknet die Haut nicht aus, die Öle spenden der Haut Feuchtigkeit und wirken wie eine Schutzschicht.

Lavendel-Kokosnuss-Aloe-Vera-Rasiergel

Zutaten:

3/4 Tasse Aloe Vera Gel

1/4 Tasse Kokosnussöl

1 Vitamin E-Kapsel

10-15 Tropfen ätherisches Öl

Zubereitung und Anwendung:

Erwärme Kokosnussöl auf dem Herd 15 Sekunden oder in der Mikrowelle drei Sekunden lang, bis es schmilzt. Mische Aloe Vera dazu und rühre gut um.
Spritze den Inhalt einer Vitamin-E-Kapsel in die Mischung. Nimmst du Vitamin E aus der Flasche, verwende einen Teelöffel davon.

Rühre so viel von deinem ätherischen Lieblings Öl ein, bis dir der Duft gefällt.

Bewahre die Creme in einem luftdichten Gefäß auf. Ein Pumpenspender aus Plastik eignet sich gut. Sollte er in der Dusche zu Boden fallen, gibt es keine Glassplitter.

Schüttle den Behälter vor jedem Gebrauch. Um die Rasierklingen länger sauber zu halten, spüle sie nach dem Gebrauch gut ab und tauche sie in Alkohol. Danach gut abtrocknen.

Wenn du mit diesen ätherischen Ölen deine Kombination kreierst, kommen keine unnatürlichen Chemikalien an deine Haut. Nütze die hautheilenden und beruhigenden Eigenschaften von Lavendel. Kombiniere sie mit Zitronengras, Limette, Mandel, Kokosnuss und Aloe Vera.

Hausgemachte Lavendel Rasiercreme für Frauen

Zutaten:

1/2 Tasse Sheabutter

1/2 Tasse Kokosnussöl

1 TL Backpulver

2 TL Flüssigseife

15 Tropfen ätherisches Lavendelöl

Zubereitung und Anwendung:

Zerteile die Sheabutter in kleine Stücke. Verwende einen kleinen Topf und bringe darin Sheabutter bei mittlerer Hitze zum Schmelzen. Fülle die Sheabutter in eine Schüssel um, und mische sie bei mittlerer Geschwindigkeit mit einem elektrischen Mixer oder mit einem Handmixer gut durch, bis alles etwas dicker wird. Rühre Kokosöl, Vitamin E, Seife, Backpulver und ätherisches Lavendelöl ein. Fülle die Creme mit Hilfe eines Trichters in einen Behälter mit Klemmverschluss oder Pumpenkopf ein.

Das Gemisch verfestigt sich. Wenn du es
ausgießen willst, tauche es ein oder zwei
Minuten lang in heißes Wasserbad oder lass
heißes Wasser über die Flasche rinnen, so wird
die Masse wieder weich. Achte darauf, dass der
Deckel gut verschlossen ist.
Trage eine großzügige Menge Creme auf die
nassen Beine auf. Nach dem Einschäumen kannst
du sie wie gewohnt rasieren und gründlich
nachspülen.
Spüle danach die Duschtasse mit heißem Wasser
gut ab, da sie durch die Creme rutschig wird.

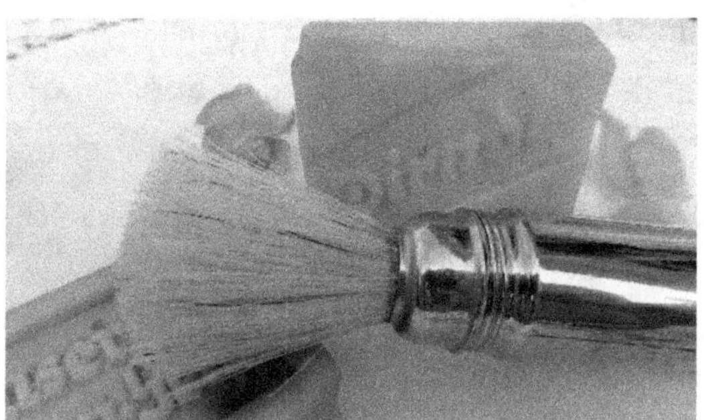

Hand- und Fußpflege

Der Sommer und Winter ist eine harte Zeit für deine Haut und die Verwendung von Sonnenschutzmitteln ist nicht ausreichend, Du musst einige Lotionen und Balsame verwenden, um die Haut mit Feuchtigkeit zu versorgen. Deine Hände und Füße erfordern besondere Aufmerksamkeit, da sie häufiger von Sonnenlicht, Wasser oder Kälte beeinflusst werden.

Handcreme mit Myrrhe- und Zedernholzöl für hart arbeitenden Hände

Zutaten:

1/8 Tasse Süßmandelöl
1/4 Tasse Sheabutter
1 Esslöffel Bienenwachs
10 Tropfen ätherisches Zedernholzöl
10 Tropfen ätherisches Myrrhe Öl
1 Topf mit Wasser
1 metallenen Becher
1 kleinen Glasbehälter

Zubereitung und Anwendung:

Das Mandelöl, Bienenwachs und Sheabutter lässt du im Wasserbad zusammenschmelzen. Dazu nimmst du den Messbecher her und stellst diesen in einem Topf mit erhitztem Wasser hinein.
Die Mischung rührst du während des Schmelzens um.
Sobald dann alles geschmolzen ist, nimmst du

diese Mischung vom Herd und lässt sie fünf bis zehn Minuten abkühlen.

Danach rührst du die ätherischen Öle ein und gießt die flüssige Handcreme als Nächstes in einen Glasbehälter. Sie sollte vollständig aushärten, was im Normalfall mehrere Stunden dauern kann.

Diese hausgemachte Handcreme kannst du so häufig wie notwendig auf deine trockenen Hände anwenden, zum Beispiel nach einem längeren Tag im Freien.

Handcreme mit Lavendelöl für rissige Hände

Zutaten:

2 Esslöffel geriebenes Bienenwachs
2 Esslöffel Sheabutter
10 Tropfen ätherisches Lavendelöl
1 Esslöffel Mandelöl
1 Kochtopf mit Wasser
1 metallenen Becher

1 Metalldose

Zubereitung und Anwendung:

Bei dem Kauf von Bienenwachs kann es sein,
dass man es nur in Form eines Stücks erhält.
Wenn dies der Fall ist, sollte es dann mit einer
Küchenmaschine oder einer Handreibe
zerkleinert werden, damit schließlich zwei
Esslöffel davon vor dir liegen.
Danach füllst du den Kochtopf mit Wasser, bis er
richtig kocht
Daraufhin gibst du in den metallenen Becher

Mandelöl, Bienenwachs und Sheabutter hinein
und stellst ihn in den kochenden Wassertopf.
Innerhalb von wenigen Minuten schmelzen die
Zutaten: und vermischen sich.
Sobald das alles flüssig ist, solltest du diese rasch
umrühren, von der Herdplatte nehmen und
gleich in deine Metalldose einfüllen. Dabei fügst
du das Lavendelöl hinzu.
Dann lässt du diese Handsalbe für ungefähr zehn
Minuten abkühlen, damit diese fest wird.
Im Anschluss daran nimmst du dir etwas Creme
und verreibst sie über deine trockenen und
rissigen Hände, sodass sie sofort mit Feuchtigkeit
versorgt werden.

Gärtner-Handpeeling mit Rosmarin und Zitrone

Zutaten:

2 Esslöffel Olivenöl
1 Tasse Kristallzucker
1 Zitronenschale
2 Zweige Rosmarin
2 Esslöffel Zitronensaft
1 mittelgroße Schüssel
1 Einweckglas

Zubereitung und Anwendung:

Als Erstes gibst du in die Schüssel den Zucker.
Dann verkleinerst du die Zitronenschale auf den
Zucker mit einer Handreibe.
Bei den gekauften oder aus dem Garten
gepflügten Rosmarinzweigen ziehst du die
Blätter vom Stängel ab und zerreißt oder
schneidest diese in kleinere Stücke.
Dann werden Zitronensaft, Olivenöl und Zucker
unterrührt, bis alles gut miteinander vermischt

ist.

Des Weiteren füllst du diese Mischung in ein Glas.

Diese Handcreme sollte neben der Spüle aufbewahrt und aufgetragen werden, nachdem du beispielsweise die Hände von der Gartenarbeit wäschst.

Handpeeling mit Kokosöl und Honig gegen rissige und trockene Hände

Zutaten:

2 Esslöffel roher Honig
1 Esslöffel Kokosöl
1 Esslöffel Zitronensaft
1/4 Tasse Biozucker
1/4 Tasse Meersalz
1 mittelgroße Schüssel
1 kleine Schüssel
1 Einweckglas

Zubereitung und Anwendung:

Verrühre das Kokosöl und den Honig in der mittelgroßen Schüssel.
Zitronensaft, Zucker und Salz mischt du in einer kleinen Schüssel zusammen, bis diese Zutaten krümelig werden.
Dann gießt du die zweite Mischung über den Kokosöl-Honig-Mix und verrührst alles glatt.
Schließlich füllst du diese Handcreme in das

Einweckglas und bewahrst es auf.
Bei jeder Anwendung: massierst du zwischen 30
und 60 Sekunden lang mit etwas Handcreme in
die Hände. Dabei solltest du nicht vergessen,
zwischen deinen Fingern zu cremen.
Dann spülst du deine Hände mit warmem
Wasser und tupfst sie trocken. Das Kokosöl sorgt
für genügend Feuchtigkeit, damit man
wahrscheinlich nicht nachcremen muss.

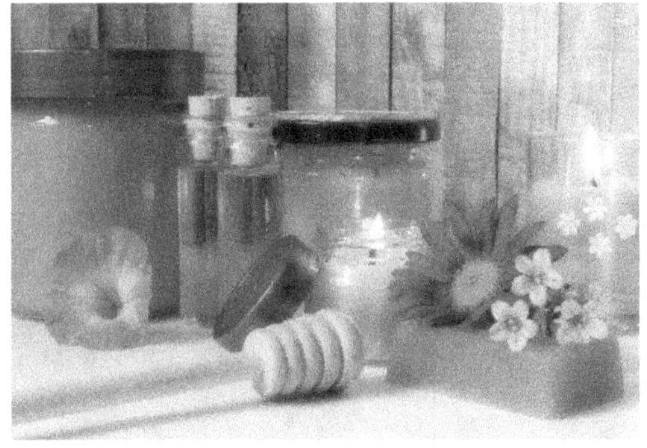

Lavendel-Calendula-Handsalbe

Zutaten:

1 Esslöffel Kokosöl (entspricht etwa zwei Esslöffel)
2 Esslöffel Olivenöl
1 Esslöffel getrocknete Ringelblumenblüten
1 Esslöffel Lavendelknospen
1 Esslöffel Sheabutter
56 Gramm gelbe oder weiße Bienenwachs-Pellets
1 Pfanne mit erhitztem Wasser
1 Messbecher aus Glas
1 Einmachglas
1 feinmaschigen Sieb

Zubereitung und Anwendung:

Zunächst gibst du in einem Glasmessbecher Olivenöl und Kokosöl hinein, verrührst alles und stellst es in eine kleine Pfanne mit erhitztem Wasser. Du kannst den Becher auch in der Mikrowelle erwärmen.
Danach fügst du die Lavendelknospen und die

Ringelblumenblätter hinzu. Daraufhin lässt du alles für 30 bis 60 Minuten stehen und seihst es dann ab. Du kannst alles noch mal erwärmen, wenn es zu dick ist, damit es sich dehnt.
Das infundierte Öl gibst du in den Messbecher zurück und fügst nun das Bienenwachs hinzu. Schmelze es wieder in der Pfanne mit erhitztem Wasser oder in der Mikrowelle.
Als Nächstes nimmst du das Bienenwachs mit Öl von der erhitzten Stelle und gibst Sheabutter dazu. Diese wird rasch schmelzen. Daher solltest du alles gut umrühren.

Nachdem das Ganze etwas abgekühlt ist, fügst du Lavendelöl hinzu.
Schließlich füllst du alles in ein Einweckglas.
Vor dem Gebrauch ist es wichtig, dass die Handcreme vollständig abgekühlt ist.
Sie kann so häufig wie nötig angewendet werden und hält einige Monate.

Lavendel-Fußbad

Zutaten:

2 Esslöffel Backpulver
1/2 Tasse Salz oder Bittersalz
6 Tropfen ätherisches Lavendelöl
1 bis 2 Tropfen Lebensmittelfarbe oder Farbstoff
(optional)
1 Einweckglas

Zubereitung und Anwendung:
Das Backpulver und Salz vermischt du in einem
Einmachglas.
Dann fügst du das Lavendelöl und die
Lebensmittelfarbe oder den Farbstoff hinzu und
verrührst alles.
Wichtig ist, dass bei der Lebensmittelfarbe
maximal zwei Tropfen verwendet werden, um
nicht die Haut oder die Fußwanne zu verfärben.

Es ist auch möglich, diese Mischung als Badesalz
für ein Bad am Abend einzusetzen.

Handreparaturcreme mit Zitronengras und Eukalyptus

Zutaten:

2 Esslöffel Sheabutter

4 Tropfen ätherisches Eukalyptusöl

10 Tropfen ätherisches Zitronengrasöl

1 Esslöffel Sonnenblumenöl

1 kleinen Topf

1 Einweckglas

Zubereitung und Anwendung:

Du gibst Sonnenblumenöl und Sheabutter in den kleinen Topf und erwärmst es auf dem Herd bei geringer Hitze, bis alles geschmolzen ist.

Danach gießt du alles in eine nicht reaktive Schüssel, welche groß genug ist, damit der Handmixer darin zum Einsatz kommen kann. Daraufhin rührst du das ätherische Zitronengrasöl und Eukalyptusöl ein. Nun stellst du die Schüssel in den Kühlschrank für 25 Minuten, um eine leicht feste Mischung zu erhalten

Dann schlägst du mit den Handmixer bei mittlerer Geschwindigkeit 30 bis 40 Sekunden alles auf, bis die Sahne cremig und flaumig wird. Es ist möglich, dass sie rasch von flaumig zu steif wird. Ist das der Fall, dann lässt du sie einfach in der Mikrowelle zehn Sekunden lang schmelzen. Diese Mischung füllst du in ein Einmachglas. Bei Bedarf trägst du es auf die rauen Hände auf, damit hier die Haut weicher wird. Diese Creme kannst du auch auf den rauen Stellen bei den Ellbogen, Knien und Füßen anwenden, welche zum Austrocknen neigen.

Pfefferminz-Fußbad

Zutaten:

1/4 Tasse Backpulver oder Natron

3/4 Tasse Salz oder Bittersalz

6 bis 8 Tropfen ätherisches Pfefferminzöl

2 Teebeutel Pfefferminz

1 Schüssel

1 Einweckglas

Zubereitung und Anwendung:

Du schneidest den Teebeutel auf.

Daraufhin gibst du den Inhalt des Beutels in eine Schüssel. Des Weiteren fügst du Pfefferminzöl, Backpulver und Bittersalz hinzu und rührst alles gut um.

Dann kannst du den Inhalt in ein verschließbares Einweckglas geben.

Beim Anwenden fügst du ein Drittel bis zur Hälfte des Glases in eine Fußwanne, die mit erhitztem Wasser gefüllt ist, um zu genießen und zu entspannen.

Das Pfefferminz-Fußbad lässt du zwischen 15 und 20 Minuten lang einwirken.

Rosmarin-Zimt-Fußbad

Zutaten:
3 bis 4 Tropfen ätherisches Zimtrindeöl
3 bis 4 Tropfen ätherisches Rosmarinöl
1/3 Tasse Salz
1 Schüssel
1 Einweckglas

Zubereitung und Anwendung:
Zunächst gibst du Rosmarinöl und Zimtrindeöl
sowie Salz in eine Schüssel.
Nun muss alles verrührt werden, bis die
ätherischen Öle eingearbeitet und keine
Klumpen mehr zu sehen sind
Dann ist es möglich, die Mischung in ein
abschließbares Einmachglas hineinzufüllen.

Wenn du ein Zimt-Rosmarin-Fußbad genießen
möchtest, solltest du ein paar Esslöffel des
Glases in erwärmtes Wasser hineingeben und
deine Füße darin einweichen.

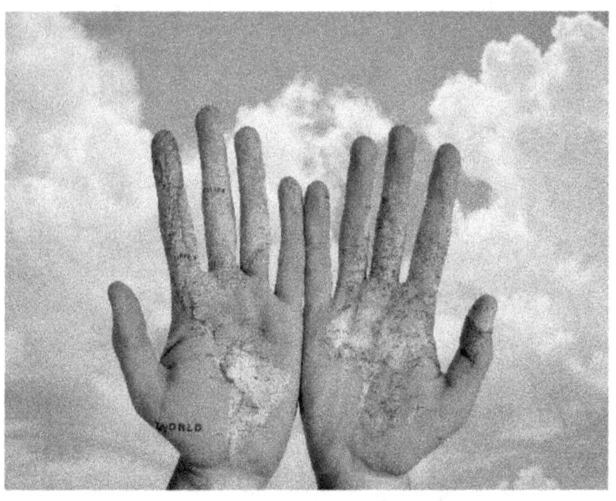

Lasst uns gemeinsam etwas für unsere Umwelt und Haut tun!

Impressum:

Dieser Ratgeber soll dir die Naturkosmetik erklären. haben wir entweder selbst gemacht oder von Pixabay genutzt. Für unseren Ratgeber übernehmen wir keine Haftung. Es sind lediglich Vorschläge, die eurerseits umgewandelt werden können.

Sparen4U
Esenser Straße 12
26603 Aurich